U0231286

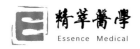
精萃醫學
Essence Medical

医学精萃系列

经导管三尖瓣
介入治疗中的
3D打印技术

应用与实践

杨 剑　陆方林 主编

Clinical Application and Practice
of 3D Printing Technique
in Transcatheter Tricuspid Valve Intervention

化学工业出版社
· 北 京 ·

内 容 简 介

三尖瓣反流等疾病由于起病隐匿，初期临床症状得不到重视，手术率不足 0.5%，故而三尖瓣常被称为"被遗忘的瓣膜"。经导管三尖瓣介入治疗 (TTVI) 是三尖瓣疾病的一种微创、有效的治疗手段，近年来取得了实质性的技术突破和迅猛发展。心血管 3D 打印技术与 TTVI 融合，为三尖瓣疾病患者的个性化及精准诊疗带来了新思路。

全书共 7 章，内容包括三尖瓣疾病简介、TTVI 器械及实用技术、超声心动图在 TTVI 中的应用、心脏 CTA 在三尖瓣疾病介入治疗中的应用、三尖瓣的数字化建模及 3D 打印方法、3D 打印技术在 TTVI 中的应用、3D 打印技术在 TTVI 中的应用案例，全方位介绍其方法、应用与价值，展望 3D 打印技术应用于 TTVI 的前景和未来。

本书可供各级心血管内、外科医师，麻醉、放射学、超声影像学等专业医师以及生物医学工程学相关工作者阅读，同时也为相关医学专业研究生、进修生和高年级本科生提供参考。

图书在版编目（CIP）数据

经导管三尖瓣介入治疗中的3D打印技术：应用与实践/杨剑，陆方林主编. —北京：化学工业出版社，2023.12

ISBN 978-7-122-44268-0

Ⅰ.①经… Ⅱ.①杨… ②陆… Ⅲ.①快速成型技术-应用-三尖瓣-心脏瓣膜疾病-介入性治疗 Ⅳ.①R542.505

中国国家版本馆CIP数据核字（2023）第188066号

责任编辑：杨燕玲　　　　　　　　　　文字编辑：李　平
责任校对：王鹏飞　　　　　　　　　　装帧设计：史利平

出版发行：化学工业出版社（北京市东城区青年湖南街 13 号　邮政编码 100011）
印　　装：河北京平诚乾印刷有限公司
787mm×1092mm　1/16　印张 11¾　字数 234 千字　2024 年 2 月北京第 1 版第 1 次印刷

购书咨询：010-64518888　　　　　　　售后服务：010-64518899
网　　址：http://www.cip.com.cn
凡购买本书，如有缺损质量问题，本社销售中心负责调换。

定　　价：199.00 元　　　　　　　　　　　　　　　　版权所有　违者必究

主 编 简 介

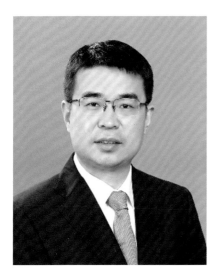

杨剑，空军军医大学西京医院心血管外科一病区主任，博士研究生导师。美国心脏协会专家会员（FAHA）、美国心脏病学会专家会员(FACC)；中国未来研究会未来生物医学工程分会心血管 3D 打印学组主任委员；中国医师协会心血管外科分会结构性心脏病学组副组长；中国医疗器械行业协会增材制造医疗器械专业委员会副秘书长。获评陕西省中青年科技创新领军人才，为陕西省科技创新团队带头人、陕西省杰出青年科学基金项目获得者。临床擅长于经导管三尖瓣治疗等多种结构性心脏病的微创介入手术，获评第四届"国之名医"。先后在 *Eur Heart J*、*JACC* 等国际期刊上以第一或通讯作者发表 SCI 论文 50 余篇，承担国家重点研发计划、国家自然科学基金等 10 余项基金项目，经费 1000 余万元。荣获国家科学技术进步奖二等奖、中华医学科技奖一等奖等奖励，授权国家专利 30 余项。主编《心血管 3D 打印技术》《Cardiovascular 3D Printing》《经导管二尖瓣介入治疗中的 3D 打印技术——应用与实践》等 5 部专著。

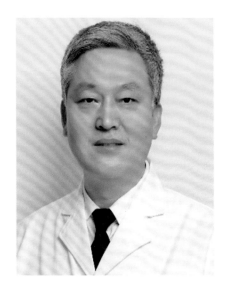

陆方林，上海市第一人民医院心脏及大血管外科主任，主任医师、教授、博士研究生导师。中国医师协会心血管外科分会委员、中国研究型医院学会心脏瓣膜病委员会常委及介入技术委员会副主任委员兼秘书长、上海市心血管外科学会及医师协会委员；上海市瓣膜病介入中心联盟副主席。《中国心血管病研究杂志》常务编委。在国内较早开展各种主动脉瓣介入置换、三尖瓣介入置换、二尖瓣介入修复等手术。在国际上首次提出"非径向支撑力依赖"理念用于介入三尖瓣置换装置LuX-Valve 的研发；在国际上首次提出"三尖瓣反流综合征"概念，用于三尖瓣关闭不全患者的临床分期；国内首个经导管三尖瓣置换器械 LuX-Valve 的发明人。在国内外学术期刊发表论文 80 余篇，主编参编著作 5 部，承担国家自然科学基金等各类课题 6 项；荣获国家科学技术进步奖二等奖、教育部科学技术进步奖一等奖、军队医疗成果奖一等奖、上海市医学科技奖一等奖等多项成果奖励。

主　编　杨　剑　空军军医大学西京医院

　　　　　陆方林　上海市第一人民医院

副主编　刘　洋　空军军医大学西京医院

　　　　　乔　帆　海军军医大学长海医院

　　　　　刘丽文　空军军医大学西京医院

　　　　　郑敏文　空军军医大学西京医院

编写人员　（以姓氏拼音/字母为序）

　　　　　Alex Pui-Wai Lee　香港中文大学威尔斯亲王医院

　　　　　白　炜　空军军医大学西京医院

　　　　　陈　茂　四川大学华西医院

　　　　　陈　敏　空军军医大学西京医院

　　　　　陈　澍　华中科技大学同济医学院附属协和医院

　　　　　陈　涛　空军军医大学西京医院

　　　　　郭惠明　广东省人民医院

　　　　　郭应强　四川大学华西医院

　　　　　蹇　朝　陆军军医大学新桥医院

　　　　　江　磊　青岛大学附属医院

　　　　　金　屏　空军军医大学西京医院

　　　　　金振晓　空军军医大学西京医院

　　　　　李兰兰　空军军医大学西京医院

　　　　　李伟栋　浙江大学医学院第一附属医院

李亚杰　西安马克医疗科技有限公司

李昱茜　空军军医大学西京医院

刘　健　广东省人民医院

刘　洋　空军军医大学西京医院

刘金成　空军军医大学西京医院

刘丽文　空军军医大学西京医院

刘先宝　浙江大学医学院第二附属医院

刘志恒　空军第九八六医院

陆方林　上海市第一人民医院

马克军　西安马克医疗科技有限公司

马瑞彦　陆军军医大学新桥医院

马燕燕　空军军医大学西京医院

毛　予　空军军医大学西京医院

孟　欣　空军军医大学西京医院

潘　欣　上海交通大学附属胸科医院

潘文志　复旦大学附属中山医院

潘湘斌　中国医学科学院阜外医院

乔　帆　海军军医大学长海医院

尚小珂　华中科技大学同济医学院附属协和医院

宋光远　首都医科大学附属北京安贞医院

苏　洁　空军军医大学西京医院

陶　凌　空军军医大学西京医院

王首正　中国医学科学院阜外医院

王义为　空军军医大学西京医院

魏　来　复旦大学附属中山医院

吴永健　中国医学科学院阜外医院

谢涌泉　中国医学科学院阜外医院

徐　健　空军军医大学西京医院

徐学增　空军军医大学西京医院

许荆棘　空军军医大学西京医院

薛武超　空军军医大学西京医院

杨　剑　空军军医大学西京医院

杨丽芳　西安交通大学附属儿童医院

杨婷婷　西安交通大学能源与动力工程学院

杨毅宁　新疆维吾尔自治区人民医院

Yat-yin Lam　香港亚洲心脏病中心

易　蔚　空军军医大学西京医院

袁丽君　空军军医大学唐都医院

翟蒙恩　空军军医大学西京医院

张海波　首都医科大学附属北京安贞医院

张俊杰　南京市第一医院

张龙岩　武汉亚心总医院

张申伟　郑州市第七人民医院

赵　荣　空军军医大学西京医院

郑敏文　空军军医大学西京医院

周　青　武汉大学人民医院

周曙光　西安马克医疗科技有限公司

朱　达　云南省阜外心血管病医院

朱　岩　空军军医大学西京医院

朱光宇　西安交通大学能源与动力工程学院

前 言

　　三尖瓣反流（tricuspid regurgitation，TR）多继发于左心瓣膜疾病和心房颤动等，是一种常被忽视的严重右心系统疾病。由于其起病隐匿，初期临床症状得不到重视，故三尖瓣常被称为"被遗忘的瓣膜"。但三尖瓣反流患者数量极大，常伴有慢性心力衰竭，预后不佳，在所有瓣膜病的外科手术中死亡率最高。经导管三尖瓣介入治疗(transcatheter tricuspid valve intervention，TTVI) 是应用经导管介入的方式对三尖瓣疾病进行治疗的新兴技术，最近成为治疗严重三尖瓣反流的一种外科替代方法。与传统外科治疗方式相比，TTVI 具有创伤小、术后恢复快等优点。由于三尖瓣的解剖结构复杂，包括变异度极大的三尖瓣瓣叶和扩张的立体三尖瓣瓣环、瓣下腱索和乳头肌等，加上毗邻右冠状动脉、冠状静脉窦、室间隔及主动脉窦等重要组织结构，对经导管三尖瓣的产品研发以及 TTVI 技术的普及推广提出了巨大的挑战和更高的要求。TTVI 技术成为目前结构性心脏病领域最前沿、最热门，也是最具有挑战性的探索方向之一。

　　目前，已经开发出多种经导管三尖瓣介入治疗方法和装置来治疗严重的三尖瓣反流，主要包括瓣叶修复、瓣环修复、对合修复、原位及异位置换等。其中，针对瓣叶的经导管"缘对缘"修复术(transcatheter edge-to-edge repair，TEER) 是临床上应用相对广泛的经导管三尖瓣反流修复技术。令人欣慰的是，近年来以 LuX-Valve（宁波健世科技股份有限公司）为代表的经导管三尖瓣置换装置为三尖瓣疾病的介入治疗提供了一种具有通用性、全覆盖治疗能力的可能，并取得了优异的早中期临床效果。

　　与其他经导管瓣膜治疗技术相比，TTVI 的临床应用数量较少，技术亟待普及和推广，主要与三尖瓣的解剖结构复杂、影像学显示效果不佳、产品研发困难及临床技术操作学习曲线长等因素有关。3D 打印技术基于传统影像学技术，将医学平面图像立体化并结合打印技术，赋予物理性能，在展示空间结构及手术解剖方面具有明显的优势,近年来在心血管领域取得了长足的发展。本书第一主编所在西京医院在国内较早将 3D 打印技术临床应用于多种结构性心脏病的治疗辅助,初步结果表明 3D 打印技术可以协助确定个性化手术方案,推动结构性心脏病的个性化和精准医疗,并取得了积极有益的效果。先后出版《心血管 3D 打印技术》《Cardiovascular 3D Printing》《经导管主动脉瓣置换术中的 3D 打印技术——应用与实践》《经导管二尖瓣介入治疗中的 3D 打印技术——应用与实践》等多部专著。

近年来,第一主编所在西京医院心血管外科团队联合 LuX-Valve 设计者陆方林教授(亦是本书第二主编)团队,紧随国际医学发展潮流,将 TTVI 技术与 3D 打印技术紧密结合,积极探索 3D 打印技术在 TTVI 中的应用。为了更好普及和推广 TTVI 及 3D 打印新技术,促进三尖瓣疾病的个性化及精准化经导管诊疗,笔者联合多位知名院校的中青年医学及工程学专家,结合所在中心近年来的临床实践,借助多个 3D 打印指导 TTVI 的临床实践案例,全方位介绍超声心动图及计算机体层血管成像(CTA)在经导管三尖瓣介入治疗中的应用,三尖瓣结构的数字化建模及工程方法,以及 3D 打印技术在 TTVI 中的应用、进展和展望等。期待本书能对各级心血管内、外科医师,麻醉、放射学、超声影像学等专业医师以及生物医学工程学和其他医疗工作者的临床实践有所帮助,同时也为相关医学专业研究生、进修生和高年级本科生提供参考。

本书作为《经导管二尖瓣介入治疗中的 3D 打印技术——应用与实践》一书的姊妹篇,沿袭了上本书的写作风格。全书共分为 7 章,含附图 400 余幅,其中绝大多数为笔者所在单位及国内多家中心的原创性工作,并得到中国医疗器械行业协会增材制造医疗器械专业委员会、中国未来研究会未来生物医学工程分会、中国医师协会心血管外科分会以及西安马克医疗科技有限公司、宁波健世科技股份有限公司、上海纽脉医疗科技股份有限公司等企业的大力支持和帮助；本书的出版还得到了国家重点研发计划项目（2020YFC2008100、2022YFC2500079）、国家自然科学基金面上项目（12272289）、陕西省创新能力支撑计划－科技创新团队项目（2020TD-034）、陕西省重点研发计划项目（2023-YBSF-105）等课题的资助，在此一并致以衷心感谢！

　　由于编写时间仓促，加之作者学识有限，书中难免存在不足之处，望广大读者不吝指正。

杨　剑　陆方林

2024 年 1 月

目 录

第

1 章

三尖瓣疾病

三尖瓣（tricuspid valve，TV）是保证体循环血液回到肺脏进行氧合的一道阀门，全身静脉血汇集到右心房后，经过三尖瓣到右心室、肺动脉，在肺内完成氧合，再通过左心泵向全身组织器官。三尖瓣病变是临床上常见的瓣膜疾病，尤以三尖瓣反流（TR）为多见，表现为收缩期血液由右心室向右心房反流，进而引起右心室收缩压和/或舒张压升高、右心室扩大和三尖瓣环扩张、体循环淤血和肝脏肿大等改变。

美国等西方国家的流行病学调查数据显示，三尖瓣反流（关闭不全）是较为常见的心脏瓣膜病，近 1/2 的左心瓣膜病患者均合并不同程度的三尖瓣病变。以美国为例，目前三尖瓣病变患者高达近 160 万，其中功能性三尖瓣关闭不全患者约占 80% 以上，但每年只有不到 8000 例患者接受外科手术治疗，手术率不足 0.5%，故而三尖瓣常被称为"被遗忘的瓣膜"。统计数据显示，我国成年人风湿性心脏瓣膜病的发病率为 0.234% ～ 0.272%，按 14 亿人口估算，成年风湿性心脏瓣膜病患者已达 300 余万人，其中近 150 万人合并功能性三尖瓣关闭不全，而病变严重可能需要实施各种瓣膜手术治疗的患者大约 70 万，实际每年接受手术的患者仅十分之一。美国的一项社区流行病学调查显示，中重度以上的 TR 在全部人群中的发病率约为 0.55%；随着年龄的增长，这一发病率显著升高，75 岁以上人群中这一概率将上升到 4%。复旦大学附属中山医院 14 万例超声数据分析结果表明，中重度 TR 检出率为 3.61%。重度 TR 的出现与患者预后不良密切相关，据报道，重度 TR 患者 5 年生存率约 34%，10 年生存率仅约 14%。外科手术是中重度 TR 的主要治疗方法，包括体外循环下三尖瓣成形术（tricuspid valvuloplasty，TVP）或三尖瓣置换术（tricuspid valve replacement，TVR）。然而，单独行三尖瓣置换或者修复手术的患者住院死亡率非常高，三尖瓣修复术死亡率约为 8%，三尖瓣置换术死亡率约为 10%。继发性三尖瓣关闭不全，已成为心血管外科领域一个重大的课题。

三尖瓣疾病病因众多，主要包括先天性疾病（如 Ebstein 畸形）、后天性疾病（如三尖瓣黏液样变性导致 TV 脱垂、心内膜炎、类癌综合征、风湿性疾病、辐射和创伤等）、左心系统疾病（主要是二尖瓣疾病）、肺动脉高压（慢性肺部疾病、肺栓塞、左向右分流疾病或原因不明的肺动脉收缩压＞ 50mmHg）、心肌病（缺血性和非缺血性）以及肺部疾病（肺源性心脏病）引起的右心室扩张等。

　　三尖瓣疾病外科治疗主要有三尖瓣成形术和三尖瓣置换术。传统手术需体外循环辅助，手术过程复杂、创伤大、时间长、出血多、术后并发症较多，死亡率高。而经导管介入技术可避免体外循环和开胸带来的风险以及后期出现各种并发症，成为近年来研究的热点。

1.1　三尖瓣应用解剖

　　右心房室孔在人胚胎第 3 个月时发育出 3 个小的瓣叶，称为三尖瓣。三尖瓣位于右心房室之间，借瓣环附着于房室孔上，又称右心房室瓣。主要由前瓣、隔瓣和后瓣等部分组成。前瓣最大，是维持三尖瓣功能的主要部分；后瓣最小。正常成年人三尖瓣口面积约 7 ～ 9cm^2，直径约（36±4.5）mm。三尖瓣瓣下结构由腱索和乳头肌组成，前乳头肌腱索主要连于前瓣，后乳头肌腱索主要连于后瓣，隔瓣与心室壁的细小腱索相连；室上嵴下缘发出圆锥乳头肌，其腱索分布在隔瓣 - 前瓣交界附近。三尖瓣腱索约 25 条，前瓣叶 7 条，后瓣叶 6 条，隔瓣 9 条，瓣叶联合区 3 条。三尖瓣瓣环为鞍状椭圆形，其内上缘与主动脉基底部、室间隔膜部、中心纤维体相邻，隔瓣环毗邻冠状静脉窦、房室结和房室束，前壁游离缘为右冠状动脉主干（图 1.1）。

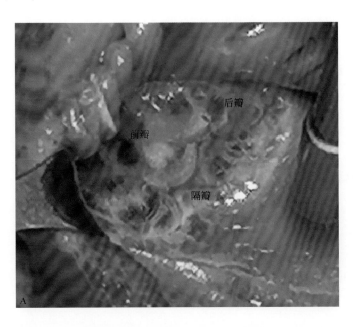

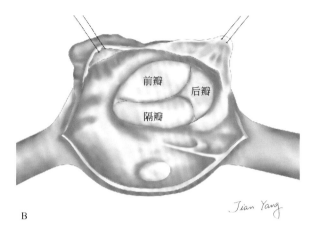

前瓣　后瓣

隔瓣

B

图 1.1　三尖瓣的解剖及示意

A. 外科术野下的三尖瓣解剖；B. 解剖示意

1.1.1　瓣叶

三尖瓣瓣叶的主要构成成分为胶原蛋白和蛋白多糖，胶原蛋白（主要为羟脯氨酸）主要起支持作用，并给予组织以张力，蛋白多糖（主要成分为氨基己糖）为细胞外间质成分，在组织润滑、抗血液凝固、血脂清除等内环境稳定中起重要作用。瓣叶中羟脯氨酸含量较高，胶原纤维含量多，弹力大，抗牵拉能力强。

三尖瓣前瓣叶呈半环形或四方形，自右心房室口伸向右心室前外侧壁，其内侧部附着于壁带。健康成年人前瓣叶宽约 3.6cm，高约 2.0cm，面积约 4.5cm²，前瓣活动度较大。三尖瓣后瓣自右心室下壁伸向室间隔，其形状和大小变化较大，后瓣宽约 3.9cm，高约 2.0cm，面积约 4.8cm²。三尖瓣隔瓣呈半卵圆形，自室间隔伸向右心室前外侧壁。隔瓣上部附着于室间隔膜部，并将其分为房室间隔和室间隔。隔瓣宽约 3.5cm，高约 1.4cm，面积约 3.6cm²，活动度较小。

三尖瓣瓣叶自附着缘至游离缘可分为 3 区：①基底区，宽 2 ～ 3mm，收纳来自心房和心室的心肌纤维、血管和神经组织；②透明区，光滑，呈半透明状，结缔组织较少，少有腱索附着；③粗糙区，结缔组织较多，其游离缘有腱索附着。透明区和粗糙区的交界区有一明显的嵴，为瓣膜闭合线。当心肌收缩时，相邻瓣叶的粗糙区相互贴近（图 1.2）。

三尖瓣各瓣叶连接部可分为前隔连合、后隔连合以及前后连合。在三尖瓣前隔瓣叶连合处，常常发生三尖瓣瓣叶粘连。有 6% ～ 16% 的三尖瓣前隔连合处无瓣膜组织，因此在超声心动图上可见到部分正常人出现前隔连合处血液反流现象。前隔连合与室间隔膜部、主动脉瓣环和房室束的关系紧密，所以在行三尖瓣扩张分离手术时，为避免损伤与前隔连合相邻的重要组织，常在后隔连合和前后连合处进行。

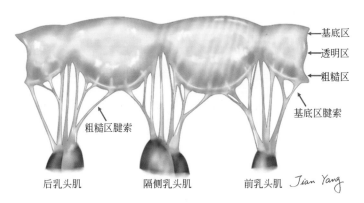

图 1.2　三尖瓣前瓣、后瓣和隔瓣以及附属装置分布示意

1.1.2　瓣环

　　三尖瓣瓣环位于右心房室口，组成右纤维三角。三尖瓣瓣环比二尖瓣瓣环纤细薄弱，尤其以瓣环的后部（即三尖瓣后瓣附着处）为甚。三尖瓣前后瓣附着于瓣环上，隔瓣附着缘比瓣环低，且距三尖瓣瓣环有一定距离。正常的三尖瓣瓣环是一个鞍形椭球体，周围有几个重要的解剖结构，包括房室结、右冠状动脉、冠状静脉窦口和主动脉瓣（图 1.3A）。不同的病因可导致三尖瓣结构发生各种异常。三尖瓣瓣环扩张、右心房 / 右心室扩张和瓣叶对合不良是继发性 TR 中最常见的变化。三尖瓣瓣环扩张通常出现在瓣环前外侧游离壁和后缘。当三尖瓣瓣环发生扩张时，以前瓣和后瓣方向扩张明显，其形状变得更圆和平面化（图 1.3B）。瓣叶对合不良往往是由于瓣叶面积不足以覆盖扩张的瓣环，或由于腱索长度不足引起的。瓣叶对合区域通常位于瓣环中央或从前隔连合延伸到后隔连合。

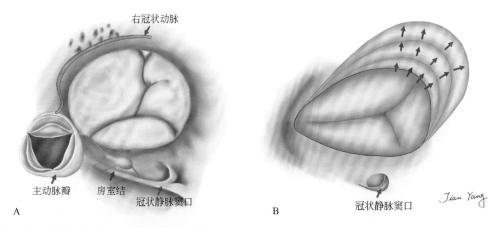

图 1.3　三尖瓣瓣环重要毗邻解剖结构示意

A. 正常三尖瓣毗邻解剖结构；B. 三尖瓣瓣环扩张示意

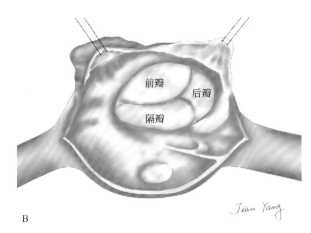

B

图 1.1   三尖瓣的解剖及示意

A. 外科术野下的三尖瓣解剖；B. 解剖示意

1.1.1   瓣叶

　　三尖瓣瓣叶的主要构成成分为胶原蛋白和蛋白多糖，胶原蛋白（主要为羟脯氨酸）主要起支持作用，并给予组织以张力，蛋白多糖（主要成分为氨基己糖）为细胞外间质成分，在组织润滑、抗血液凝固、血脂清除等内环境稳定中起重要作用。瓣叶中羟脯氨酸含量较高，胶原纤维含量多，弹力大，抗牵拉能力强。

　　三尖瓣前瓣叶呈半环形或四方形，自右心房室口伸向右心室前外侧壁，其内侧部附着于壁带。健康成年人前瓣叶宽约 3.6cm，高约 2.0cm，面积约 4.5cm^2，前瓣活动度较大。三尖瓣后瓣自右心室下壁伸向室间隔，其形状和大小变化较大，后瓣宽约 3.9cm，高约 2.0cm，面积约 4.8cm^2。三尖瓣隔瓣呈半卵圆形，自室间隔伸向右心室前外侧壁。隔瓣上部附着于室间隔膜部，并将其分为房室间隔和室间隔。隔瓣宽约 3.5cm，高约 1.4cm，面积约 3.6cm^2，活动度较小。

　　三尖瓣瓣叶自附着缘至游离缘可分为 3 区：①基底区，宽 2～3mm，收纳来自心房和心室的心肌纤维、血管和神经组织；②透明区，光滑，呈半透明状，结缔组织较少，少有腱索附着；③粗糙区，结缔组织较多，其游离缘有腱索附着。透明区和粗糙区的交界区有一明显的嵴，为瓣膜闭合线。当心肌收缩时，相邻瓣叶的粗糙区相互贴近（图 1.2）。

　　三尖瓣各瓣叶连接部可分为前隔连合、后隔连合以及前后连合。在三尖瓣前隔瓣叶连合处，常常发生三尖瓣瓣叶粘连。有 6%～16% 的三尖瓣前隔连合处无瓣膜组织，因此在超声心动图上可见到部分正常人出现前隔连合处血液反流现象。前隔连合与室间隔膜部、主动脉瓣环和房室束的关系紧密，所以在行三尖瓣扩张分离手术时，为避免损伤与前隔连合相邻的重要组织，常在后隔连合和前后连合处进行。

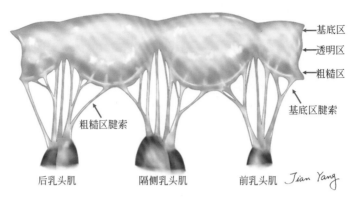

图 1.2　三尖瓣前瓣、后瓣和隔瓣以及附属装置分布示意

1.1.2　瓣环

三尖瓣瓣环位于右心房室口，组成右纤维三角。三尖瓣瓣环比二尖瓣瓣环纤细薄弱，尤其以瓣环的后部（即三尖瓣后瓣附着处）为甚。三尖瓣前后瓣附着于瓣环上，隔瓣附着缘比瓣环低，且距三尖瓣瓣环有一定距离。正常的三尖瓣瓣环是一个鞍形椭球体，周围有几个重要的解剖结构，包括房室结、右冠状动脉、冠状静脉窦口和主动脉瓣（图 1.3A）。不同的病因可导致三尖瓣结构发生各种异常。三尖瓣瓣环扩张、右心房 / 右心室扩张和瓣叶对合不良是继发性 TR 中最常见的变化。三尖瓣瓣环扩张通常出现在瓣环前外侧游离壁和后缘。当三尖瓣瓣环发生扩张时，以前瓣和后瓣方向扩张明显，其形状变得更圆和平面化（图 1.3B）。瓣叶对合不良往往是由于瓣叶面积不足以覆盖扩张的瓣环，或由于腱索长度不足引起的。瓣叶对合区域通常位于瓣环中央或从前隔连合延伸到后隔连合。

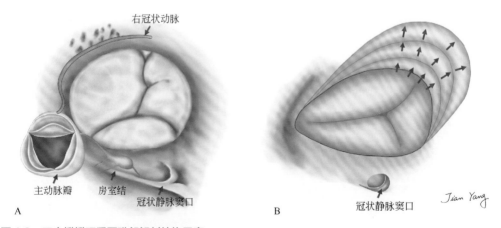

图 1.3　三尖瓣瓣环重要毗邻解剖结构示意

A. 正常三尖瓣毗邻解剖结构；B. 三尖瓣瓣环扩张示意

Ebstein 畸形 TR 病理解剖改变主要为三尖瓣隔叶和后叶下移至右心室腔内，右心室被三尖瓣分为位于心房侧的"房化右心室"，不能收缩从而影响右心室功能；位于三尖瓣下方的"功能右心室"，附着在三尖瓣瓣环上的前叶，呈帆形，腱索之间空隙消失并粘连到心室壁上。

1.2.3 病理生理

当发生 TR 时，收缩期血液反流入右心房，增加右心房容量负荷和压力，引起右心房扩大、肥厚。随着病情进展，右心室舒张末期负荷增大，刺激右心室扩大和肥厚，致使右心室缺血和扩张，从而加重三尖瓣反流，使室间隔左移，继发左心室改变，使左心室舒张末压和肺毛细血管楔压增高，继而发生一系列级联反应，最终导致心血管系统崩溃。轻度 TR 可不伴有心脏结构的扩大；中度 TR 会导致右心室变薄、扩大；重度 TR 会导致右心室扩张，室间隔变薄，左心回心血量受阻（图 1.5）。

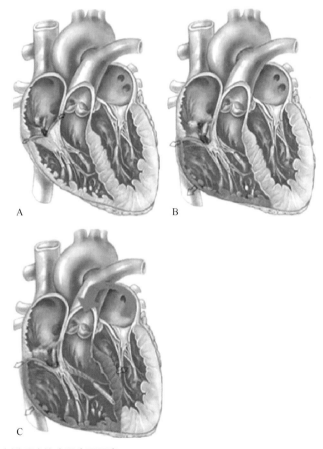

图 1.5　功能性三尖瓣反流的病理生理示意

A. 轻度反流；B. 中度反流；C. 重度反流

（引自 Taramasso M, et al. European Heart Journal, 2017, 38: 639-647）

1.2.4　临床表现

TR 早期不易觉察，随着 TR 病变加重，症状会逐渐加重。患者症状主要为疲乏、食欲减退、下肢水肿、腹胀以及肝区不适等。部分患者会出现黄疸等消化系统症状。当 TR 继发于二尖瓣病变时，肺淤血症状（气急、呼吸困难等）会减轻，但乏力症状会加重。

TR 常见体征主要有颧部绛红、口唇青紫、颈静脉怒张等。90% 的患者有肝大伴黄疸，以及腹水和下肢水肿。心前区胸骨左缘可触及右心搏动。心脏听诊在胸骨左缘下方或剑突下闻及收缩期吹风样杂音，深吸气末增强（Carvallo 征）；当伴有肺动脉压力增高时，肺动脉瓣第二心音亢进甚或分裂；当右心血流增多时，可在胸骨左缘第三心音后闻及舒张早期滚筒样杂音。

1.2.5　诊断

TR 主要根据病史、临床表现以及辅助检查来诊断，其诊断包括临床诊断和病因诊断。临床诊断主要为三尖瓣听诊区收缩期吹风样杂音和静脉淤血体征，以及超声心动图和右心导管检查等诊断。病因诊断要关注患者的吸毒史、发热史，再结合临床表现和超声心动图检查等诊断。TR 患者心电图主要为右心负荷过重表现，典型表现为高尖 P 波，V_1 导联呈 QR 型，并有不完全右束支传导阻滞。胸部 X 线检查显示右心房和右心室肥大，心脏右缘凸出、膨隆。超声心动图是诊断 TR 的最主要方法，可显示三尖瓣病变特点，包括三尖瓣瓣环直径、瓣叶结构和形态、瓣叶闭合张力、瓣叶面积、左心室容积、右心室容积和射血分数等。右心导管检查可反映右心室扩张和三尖瓣反流的程度，以此判断 TR 性质。器质性 TR 患者肺动脉压或右心室收缩压常 < 40mmHg，而功能性 TR 者常 > 40mmHg。以上辅助诊断方式，可以为判断病情进展程度、确定手术指征和手术方案提供依据。

1.2.6　治疗

中到重度 TR 患者经内科治疗效果欠佳时应考虑手术治疗。因 TR 多数为功能性，并且置换术后并发症和死亡率较高，临床上多行瓣膜修复成形术以恢复三尖瓣功能。2020 年美国心脏病学会（ACC）/ 美国心脏协会（AHA）心脏瓣膜病治疗指南对 TR 不同类型的手术指征进行推荐。目前，TR 手术方法主要分为三尖瓣成形术（瓣环或瓣叶成形术）和三尖瓣置换术。

1.2.6.1　外科三尖瓣瓣环成形术

三尖瓣瓣环成形术主要有以下几种：①二瓣化瓣环成形术（图 1.6A），主要通过折叠后瓣瓣环使三叶转为两叶，但不处理右心室游离壁剩余扩张的瓣环；② De Vega 或改良 De Vega 瓣环成形术，临床上较常用，既缩小瓣环，又不影响瓣叶功能；③ Minale 瓣环成形术，用塞规器评估环缩程度，可使三尖瓣达到解剖和功能重建；④ Carpentier 瓣环成形术（图 1.6B），Carpentier 瓣环是目前最常用且公认的人工环，其避开房室束区域，从而避免损伤传导系统；⑤双孔瓣环成形术，双孔瓣环一般前孔较大（直径约 23 ～ 25mm），后孔较小（直径约 15 ～ 18mm），该法适用于瓣环扩张严重而瓣叶质量可的患者。

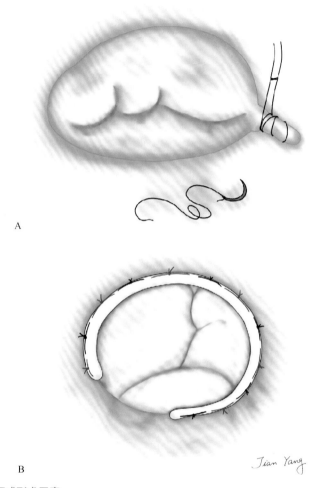

A

B

Jian Yang

图 1.6　三尖瓣瓣环成形术示意

A. Kay's 二瓣化瓣环成形术；B. Carpentier 瓣环成形术

1.2.6.2　外科三尖瓣瓣叶成形术

三尖瓣瓣叶成形术包括：①"缘对缘"三尖瓣瓣叶成形术，主要适用于先天性和损伤性 TR；②"三叶草"状三尖瓣瓣叶成形（Clover）术，为 TR 功能矫正，用于瓣膜损伤、瓣叶脱垂和扩张型心肌病导致的 TR；③前瓣叶或后瓣叶病灶切除三尖瓣成形术。

1.2.6.3　三尖瓣置换术

三尖瓣置换术的适应证主要有：①瓣膜成形失败；②前瓣叶增厚、挛缩严重，瓣叶明显变小；③瓣下结构（腱索、乳头肌）明显缩短、融合；④感染性心内膜炎导致瓣叶严重损害而无法修复；⑤ Ebstein 畸形引起瓣叶发育不良；⑥外伤导致腱索断裂、瓣膜损坏严重。由于右心室为低压、低流速环境，机械瓣容易发生瓣膜功能障碍和血栓形成，选用生物瓣膜更为合适。无论是生物瓣膜还是机械瓣膜置换，多数研究结果表明术后近期疗效尚可，但远期疗效欠佳，因此应严格掌握其适应证。

1.2.6.4　经导管三尖瓣成形 / 置换术

近年来，针对许多高龄合并多系统疾病的外科手术高危患者，以经导管三尖瓣介入治疗为代表的多种微创治疗方法是临床医生探索的重心。随着经导管介入修复技术和器械的不断进步，临床上已出现针对不同病变类型的经导管瓣叶、腱索、瓣环修复或置换的技术和器械（详见第 2 章内容）。

1.3　三尖瓣狭窄

1.3.1　病因和流行病学

三尖瓣狭窄的发病率约为 0.2% 左右，其病因有风湿性疾病（约占 90% 以上）、先天性疾病、感染性心内膜炎赘生物形成、类癌综合征等。单纯三尖瓣狭窄的患者较少见，常伴 TR、二尖瓣和主动脉瓣病变。尸检发现，三尖瓣狭窄合并风湿性心脏病的患者约占 15%，但临床上诊断者只有 5% 左右，且以女性多见。虽然针对三尖瓣狭窄的治疗已发展多年，并形成了包括外科手段在内的许多治疗方式，但临床上仍有许多患者因为高龄、手术风险大、术后并发症多等因素无法进行手术治疗。

1.3.2　病理解剖

三尖瓣狭窄病理改变主要为三尖瓣瓣叶发生纤维化增厚、卷曲，瓣叶活动受限，交界融合，瓣口面积减少，腱索增粗、缩短，往往狭窄与关闭不全并存。三尖瓣狭窄常合并其他复杂畸形，主要有右心室发育不全，室间隔缺损甚或单心室、肺动脉狭窄等畸形。临床上，如果右心室有一定的容积和收缩功能，且肺动脉瓣无狭窄，手术宜尽量保留右心室功能。这也可作为三尖瓣外科及经导管三尖瓣手术的重要指导依据。

1.3.3　病理生理

三尖瓣瓣口面积正常约为 $7 \sim 9cm^2$，当三尖瓣瓣口面积减至 $1.5cm^2$ 时，右心房压会升高至 $10 \sim 25mmHg$（正常 3mmHg），并与右心室产生跨瓣压差（测定跨瓣压差可评价三尖瓣狭窄程度）。三尖瓣狭窄时进入肺循环的血流减少，因而进入左心系统的血流也减少，左心前负荷降低，通过肾素-醛固酮-血管紧张素系统引起水钠潴留，称为前向性心衰；而三尖瓣狭窄时进入右心室、肺动脉的血流受阻，引起右心室容量减少，导致后向性心衰。

1.3.4　临床表现

三尖瓣狭窄患者主要症状表现为乏力、纳差、腹胀、肝区疼痛、颈静脉搏动等，晚期可出现肝大、腹水。与二尖瓣狭窄患者不同，三尖瓣狭窄患者运动后气急、呼吸困难、大咯血等急性突发症状减少。

三尖瓣狭窄患者因体循环淤血而出现慢性水肿，其体征主要包括腹水和肝大、颈静脉搏动等。胸骨左缘下方可扪及局限性舒张期杂音，深吸气时增强，呼气时减弱。三尖瓣区可闻及第一心音亢进，第二心音后出现开放拍击音，胸骨左缘第 4 肋间可闻及舒张期滚筒样杂音，此杂音粗糙、表浅、短促以及调低。

1.3.5　诊断

三尖瓣狭窄主要根据病史、临床表现和体格检查以及各项辅助检查来诊断。胸部 X 线表现为右心缘下部向右移位，右心房明显扩大，上腔静脉增宽，而肺动脉扩张和肺淤血不明显。三尖瓣狭窄患者心电图可有 Ⅱ、Ⅲ 及 AVF 导联 P 波高宽，呈锯齿样，QRS 波正常，而无右心室肥大表现。

超声心动图（包括二维超声心动图和彩色多普勒超声检查）是三尖瓣狭窄最可靠的检查方法。二维超声心动图可从胸骨旁右心室流入道、胸骨旁短轴切面、心尖四腔切面和剑突下四腔切面，发现三尖瓣狭窄的瓣膜增厚或钙化、舒张期运动受限呈圆顶形、瓣膜最大开放距离减小、右心房扩大。三尖瓣狭窄多普勒超声检查最显著的表现为跨瓣流速增快（常 > 1.0m/s），且吸气时跨瓣峰值流速可达 2.0m/s。压力减半时间可评估三尖瓣狭窄严重程度，当压力减半时间＞190ms 时提示有临床意义的狭窄，而且时间越长，狭窄程度越重。用连续多普勒测定舒张期跨三尖瓣速度时间积分（VTI）可计算三尖瓣瓣口有效面积；当三尖瓣瓣口面积≤ 1cm^2 时，考虑三尖瓣重度狭窄。临床上诊断三尖瓣狭窄较困难时，可行右心导管和心脏造影检查。右心导管检查示右心房压力曲线呈一大 A 波，右心房和右心室收缩期前或舒张期压力阶差 4 ～ 8mmHg。心脏造影右前斜位可见三尖瓣瓣叶增厚，活动减弱，显示右心房心肌肥厚，对比剂排空延迟。术前准确评估三尖瓣狭窄程度，既可识别术前患者血流动力学变化，又可指导外科手术或经导管介入治疗以及术后的精准治疗。

1.3.6 治疗

1.3.6.1 内科治疗

三尖瓣狭窄患者应避免过度的体力活动和剧烈运动，限制钠盐摄入，减少水钠潴留。当水肿较重时，可适当使用利尿药，但要注意低钾引起的心律失常。如果合并左心功能不全，可给予地高辛强心治疗。但三尖瓣狭窄多是器质性病变，药物治疗效果有限，因此应积极寻求外科治疗。

1.3.6.2 外科治疗

（1）三尖瓣狭窄外科治疗原则

三尖瓣狭窄手术原则上应积极考虑修复手术，主要有前瓣叶加宽、瓣叶狭窄分离、腱索乳头肌劈开后行瓣环环缩等手段。多项研究表明，三尖瓣修复对生活质量、右心室功能、肝肾功能和营养状况等均有帮助。其手术适应证有：①患者心功能达Ⅲ～Ⅳ级，并且出现肝大、腹水以及下肢水肿，内科药物治疗效果较差；②右心导管检查提示舒张期三尖瓣跨瓣压差＞4mmHg；③因类癌样变和黏液样变导致三尖瓣狭窄。同时由于右心室为低压区域，三尖瓣修复术能够更好地保持术后心脏功能，避免瓣膜置换术后抗凝治疗的血栓风险，而且术后随访死亡率低，长期存活率高，生活质量也大大提高。因此，在三尖瓣狭窄的手术方式选择上，应优先选择修复手术，当瓣膜损害严重，无法修复时才考虑人工瓣膜置换。

（2）三尖瓣狭窄外科修复术

三尖瓣狭窄的修复与 TR 外科修复有显著差别，其需要同时进行瓣膜修复和瓣环成形。临床上，三尖瓣狭窄同时有二尖瓣、主动脉瓣病变，应先进行二尖瓣或主动脉瓣手术，后完成三尖瓣狭窄修复，可避免右心改善而加重肺淤血。此外，应制订不同策略针对三尖瓣的瓣叶、瓣环、腱索及乳头肌进行功能修复。当前三尖瓣狭窄修复术式主要包括：①三尖瓣交界（腱索和乳头肌）切开术：一般做前瓣与隔瓣、后瓣与隔瓣交界切开，避免行前瓣与后瓣交界切开，否则会导致 TR 加重；② Manipal 法三尖瓣成形术：适合三尖瓣狭窄伴关闭不全患者，在前瓣环和隔瓣环缝置两个定点，用不带垫片双头针从定点的心房面进针，心室面出针，再从前隔交界反向缝合；③自体心包片行三尖瓣膜成形术：适用于三尖瓣器质性病变（狭窄伴关闭不全），沿前瓣环切开前瓣叶，应用半月形自体心包补片加宽三尖瓣前叶，增加前瓣与隔瓣对合面积，从而消除反流。在三尖瓣狭窄修复手术中，多采用综合成形方式，即在修复手术中可能应用人工腱索修复、脱垂瓣叶切除修补、人工瓣环固定等多种修复方式，从而达到理想的修复效果和远期更好的耐久性。

（3）三尖瓣狭窄外科置换术

目前，三尖瓣置换手术仍然存在许多问题，包括：①三尖瓣隔瓣紧邻传导系统，术后容易引起传导障碍，出现心律失常；②三尖瓣瓣环较脆弱，术后容易出现瓣周漏；③三尖瓣置换术后并发症较多，死亡率较高。文献报道，三尖瓣机械瓣置换术后血栓发生率达 30% 左右，术后死亡率显著增高。因此，三尖瓣置换手术适应证应严格掌握。

临床上单独行三尖瓣置换的手术较少，患者往往合并左心瓣膜病变而行左心瓣膜置换（包括二尖瓣置换及主动脉瓣置换）手术。虽然现在心血管外科围手术期管理改善，术中心肌保护提高，但此类患者术后并发症发生率和死亡率仍较高。既往研究发现，左心瓣膜置换手术早期病死率为 2% ～ 4%，而左心瓣膜置换同期行三尖瓣置换手术早期病死率达 8.9%。究其原因，可能是风湿因子引起乳头肌纤维化，从而导致二尖瓣和三尖瓣复合体整体运动不协调，心室顺应性降低，使心肌整体和局部功能发生障碍，最终导致术后早期病死率增高。

此外，随着介入技术的发展，经导管三尖瓣置换技术成为许多常规开胸手术高风险老年患者和虚弱无法耐受外科手术患者新的选择。未来随着 TTVI 技术和器械的愈发完善，在循证医学基础上将为更多患者提供微创安全有效的治疗方案。

参考文献

[1] Asmarats L, Taramasso M, Rodes-Cabau J. Tricuspid valve disease: diagnosis, prognosis and management of a rapidly evolving field. Nat Rev Cardiol,2019,16(9):538-554.

[2] Dahou A, Levin D, Reisman M, et al. Anatomy and physiology of the tricuspid valve. JACC Cardiovasc Imaging,2019,12(3):458-468.

[3] Davidson L J, Davidson C J. Transcatheter treatment of valvular heart disease: a review. JAMA,2021,325(24):2480-2494.

[4] Dreyfus J, Dreyfus G D, Taramasso M. Tricuspid valve replacement: the old and the new. Prog

Cardiovasc Dis,2022,72:102-113.

[5] Mao Y, Li L, Liu Y, et al. Safety, efficacy, and clinical outcomes of transcatheter tricuspid valve replacement: one-year follow-up. Front Cardiovasc Med,2022,9:1019813.

[6] Otto C M, Nishimura R A, Bonow R O, et al. 2020 ACC/AHA guideline for the management of patients with valvular heart disease: executive summary: a report of the American College of Cardiology /American Heart Association Joint Committee on clinical practice guidelines. Circulation, 2021, 143(5): e35-e71.

[7] Putthapiban P, Amini M R, Abudayyeh I. Anatomy of the tricuspid valve and pathophysiology of tricuspid regurgitation. Interv Cardiol Clin,2022,11(1):1-9.

[8] Rodes-Cabau J, Taramasso M, O'Gara P T. Diagnosis and treatment of tricuspid valve disease: current and future perspectives. Lancet, 2016, 388(10058): 2431-2442.

[9] 曹静怡 , 陆方林 . 经导管三尖瓣介入治疗的研究现状 . 华西医学 , 2022, 37(9):1377-1382.

[10] 党瑞山 , 纪荣明 , 姜关祥 , 等 . 三尖瓣装置的应用解剖研究Ⅰ . 瓣膜、腱索和乳头肌的生化成分 . 解剖学杂志 , 1994(4):316-319.

[11] 金屏 , 翟蒙恩 , 徐臣年 , 等 . 经导管介入治疗二尖瓣置换术后重度三尖瓣反流的回顾性分析 . 中国体外循环杂志 ,2021,19(5):289-293.

[12] 宁小平 , 陆方林 . 三尖瓣疾病介入治疗的研究进展 . 中国心血管病研究 , 2022, 20(8):738-744.

第 **2** 章

经导管三尖瓣介入治疗的器械及实用技术

经导管三尖瓣介入治疗及相关器械研发的发展历史较短，近年来，随着主动脉瓣 / 二尖瓣介入技术发展，逐渐进入了快速发展阶段。1989 年，葡萄牙学者 Pessanha 等首次报道经皮球囊三尖瓣成形术治疗三尖瓣狭窄，开启了三尖瓣介入治疗的先河。2011 年 MitraClip 经导管"缘对缘"修复术（TEER）成功应用于三尖瓣反流的治疗，标志着经导管三尖瓣介入微创治疗进入新的时代。这种以导管介入为基础的结构性心脏病干预治疗技术为患者提供了外科手术外的微创选择。而近年来经导管三尖瓣置换术（transcatheter tricuspid valve replacement，TTVR）的出现进一步为三尖瓣疾病的治疗提供了一种具有通用性、全覆盖治疗能力的可能，成为目前结构性心脏病最前沿、最热门，也是最具有挑战性的探索领域之一。然而相比经导管主动脉瓣介入治疗，经导管三尖瓣介入治疗（TTVI）的推广和普及仍十分有限，这不仅与三尖瓣结构的复杂性和特殊性有关，更与目前影像技术在患者术前筛选和评估的困难度相关。

2.1 经导管三尖瓣介入治疗技术概述

TTVI 技术紧随主动脉瓣疾病和二尖瓣疾病介入治疗的发展而兴起，已成为目前心脏介入技术发展最快的方向之一。三尖瓣介入治疗技术的发展，引导瓣膜病治疗技术的变革，因其具有手术简化、创伤小、住院时间短、手术风险小等优点，成为近几年国际上一大热点。《2021 ESC/EACTS 心脏瓣膜病管理指南》建议经验丰富的心脏瓣膜中心考虑将 TTVI 用于有症状、不能外科手术、解剖条件合适、预期症状或预后能改善的中重度 TR 患者。目前虽然出现了多种 TTVI 器械，但整体而言仍处于初步探索阶段。TTVI 相关治疗器械和技术主要包括：①经导管"缘对缘"修复术（MitraClip、TriClip、PASCAL、DragonFly 等）；②经导管三尖瓣瓣环环缩术（Cardioband、Trialign、K-Clip 等）；③反流区阻挡技术（Forma 等）；④腱索干预技术（Mistral 等）；⑤原位瓣膜置换术（NaviGate、Intrepid、EVOQUE、Cardiovalve、LuX-Valve 等）；⑥异位瓣膜置换术（TricValve、TRICENTO 等）；⑦"瓣中瓣""环中瓣"技术（Sapien、Priz-Valve 等）。

由于临床上三尖瓣疾病以关闭不全表现为主，近几年，众多医疗器械公司和研发团队已开展了多种针对三尖瓣关闭不全的技术和创新器械研发。经导管介入三尖瓣部分产品已经通过了欧洲的 CE 和美国食品药品管理局（FDA）认证，并取得了令人鼓舞的近期临床效果。此外，众多学者也开始尝试利用现有主动脉瓣支架瓣膜装置，治疗曾接受三尖瓣生物瓣置换后瓣膜衰败，以及曾植入三尖瓣瓣环修复手术失败，复发性三尖瓣关闭不全的患者，并获得了较好的效果。

2.2 经导管三尖瓣修复技术及器械发展概况

2.2.1 三尖瓣经导管"缘对缘"修复术

目前经导管"缘对缘"修复术（TEER）应用患者最多、证据最充分、器械进展最快，已有多项救治性临床应用研究或早期可行性临床试验，结果证实了三尖瓣 TEER 的安全性和有效性。虽然三尖瓣 TEER 器械的设计各有特点，但手术过程大同小异，具体步骤为：患者全身麻醉和肝素化后，在 X 线及经食管超声心动图（transesophageal echocardiography，TEE）的引导下，经颈静脉或股静脉途径将血管鞘送入右心房，通过可调弯的输送系统将瓣夹送入右心室，调整角度后捕捉和钳夹三尖瓣瓣叶，利用 TEE 确认手术效果后释放瓣夹，如反流程度仍较重可植入多个瓣夹。常用三尖瓣 TEER 的相关器械介绍如下。

2.2.1.1　MitraClip 和 TriClip

MitraClip 是美国雅培（Abbott）公司研发的世界上首个经导管二尖瓣修复器械，也是最早应用于三尖瓣 TEER 的器械。通过植入一个或多个瓣夹，夹闭两处或三处瓣叶边缘，增加三尖瓣对合缘，减轻 TR。目前 MitraClip 已经有 4 代产品，其中第四代产品 G4 系统提供四种瓣夹尺寸，使医生可以根据患者的二尖瓣、三尖瓣解剖结构来制订更为个体化的治疗方案；此外，该系统允许医生在手术中单独捕获二尖瓣或三尖瓣瓣叶，提高 TEER 成功率和手术效果。Nickenig 报道了 64 例接受 MitraClip 治疗的 TR 患者，91% 的患者术后 TR 程度有所改善，但仍有 13% 的患者 TR 程度在重度以上，同时 42% 的患者植入了 2 个或 2 个以上瓣夹，只有 78% 的患者瓣夹成功定位于前隔瓣叶。TricValve 是一项评价不同经导管三尖瓣修复器械有效性和安全性的国际多中心注册登记研究。2019 年 *JACC Cardiovasc Interv* 杂志报道了该注册研究中 249 例接受 MitraClip 进行三尖瓣 TEER 患者的临床结果。该研究将 TR 分为微量、轻度（1+）、中度（2+）、重度（3+）和极重（4+）5 个等级，将术后 TR 降低至中度（2+）及以下定义为手术成功。研究结果表明：77% 的患者获得手术成功，89% 的患者反流程度至少降低 1 级；1 年随访时，72% 的患者 TR 为轻度（1+）或以下，69% 的患者纽约心脏协会（New York Heart Association，NYHA）心功能分级 ≤ Ⅱ 级，手术成功的患者死亡率显著低于手术失败的患者（17.0% vs. 30.8%，*P* < 0.01）。以上结果提示应用 MitraClip 行 TEER 可靠性良好，能有效降低 TR 程度，并持续改善患者心功能，验证了 TEER 在 TR 治疗中的可行性和有效性。

TriClip 是美国雅培（Abbott）公司在 MitraClip 基础上研发的专用的经导管三尖瓣修复器械（图 2.1），其在 X 线及 TEE 引导下经股静脉途径植入瓣夹，夹闭三尖瓣瓣叶以纠

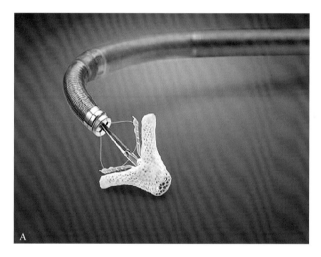

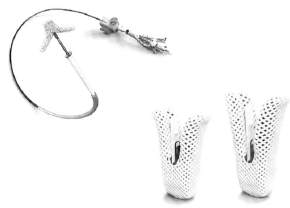

B

图 2.1　TriClip 三尖瓣 TEER 系统

A. 输送系统；B. TriClip G4 瓣夹

正 TR。该系统采用了与 MitraClip G4 相同的瓣夹，但使用的输送系统根据三尖瓣解剖位置和结构进行了改进，更加适应右心系统内的操作。2020 年 4 月 9 日，雅培 TriClip 经导管三尖瓣修复系统获得 CE 认证，成为世界上第一款获批的三尖瓣 TEER 装置。

TRILUMINATE 是一项在欧洲和美国 21 个心脏中心进行的前瞻性、单臂临床试验，旨在探究中度或重度 TR 患者植入 TriClip 的安全性、有效性以及临床预后。该研究共纳入了 85 名 NYHA 心功能分级为 Ⅱ 级及以上的中度或重度 TR 患者，平均年龄 77.8 岁。主要有效性终点为术后 30 天 TR 程度降低至少 1 级，主要安全性终点为术后 6 个月复合不良事件发生率。研究结果显示围手术期未发生死亡、转开胸手术、器械栓塞、心肌梗死或脑卒中等不良事件。术后 30 天时，共有 83 例患者接受了超声心动图检查，其中 71 例（85.54%）患者的 TR 程度至少降低了 1 级，达到预先设定的有效性终点。随访 6 个月时，1 名患者退出临床试验，剩余 84 例患者中有 3 例（3.57%）出现严重不良事件，4 例患者（4.76%）死亡，达到预先设定的安全性终点；患者临床症状获得显著改善。TRILUMINATE 试验 1 年随访的临床试验结果显示，中度及以下 TR 患者比例从 8% 提高至 71%，NYHA 心功能分级 Ⅰ / Ⅱ 级比例从术前的 31% 提高到 83%，堪萨斯城心肌病问卷（Kansas City Cardiomyopathy Questionnaire，KCCQ）评分提高了 20 点，右心室逆重构明显，总体不良事件发生率和死亡率均为 7.1%。此外，西班牙发表的一项多中心临床应用经验显示，34 名重度 TR 患者接受了 TriClip 治疗后，所有患者出院时 TR 程度均下降≥ 1 级；多数患者仅需植入 1 或 2 个瓣夹，其中 47% 的患者植入 1 个瓣夹，44% 的患者植入 2 个瓣夹；第一个瓣夹的植入位置 90% 为前叶和隔叶；术后 3 个月无死亡事件发生。上述结果充分验证了应用 TriClip 进行"缘对缘"修复在 TR 治疗中的安全性、有效性及良好的技术可重复性。

2.2.1.2　PASCAL

PASCAL 是美国爱德华（Edwards）公司研发的经导管二尖瓣"缘对缘"修复器械，于 2017 年首次应用于 TR 治疗，在 2020 年 5 月获得三尖瓣介入的 CE 认证。其命名源自系统主要结构的四个单词的英文首字母：paddles、spacer、clasps、alfieri，主要由瓣夹和输送系统构成。瓣夹本身由两个 U 型宽桨叶状瓣叶抓捕夹合装置（paddles）、两个瓣叶抓捕固定装置（clasps）以及一个填充杆（spacer）组成。填充杆密封瓣夹与瓣叶之间的空隙，减少瓣叶折叠程度，降低瓣叶所受的应力，有效减少反流。PASCAL 可呈现出三种工作状态：①拉伸形态，输送系统内的延展状态，便于植入输送，在瓣夹缠绕三尖瓣腱索时也可轻松脱离；②瓣叶抓捕形态，独立的瓣叶固定装置可以独立捕获固定三尖瓣瓣叶；③异形桨形态，即最终的瓣叶捕获形态（图 2.2）。PASCAL 的输送系统与 MitraClip 的输送系统类似，采用三层鞘管结构，外鞘直径 22F，第一层及第二层为可调弯鞘管，通过重叠设计达到前后内外的全向调弯，第三层为输送鞘，用于输送及控制瓣夹的工作。

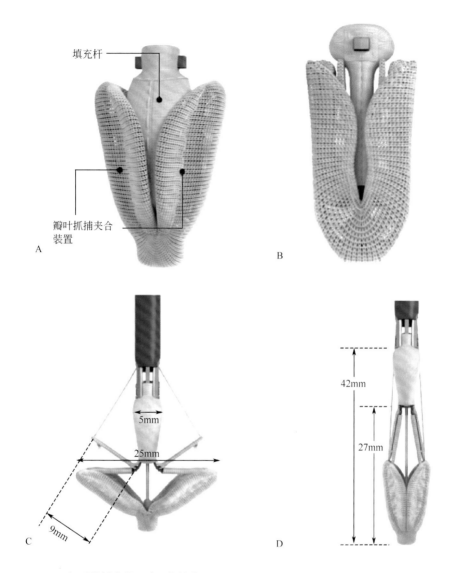

图 2.2　PASCAL 经导管瓣夹的三种工作状态

A. 异形桨形态正位观；B. 异形桨形态侧位观；C. 瓣叶抓捕形态；D. 拉伸形态

　　2019 年公布了 PASCAL 修复系统治疗三尖瓣关闭不全的早期可行性研究结果，共纳入 28 例重度 TR 患者，外科手术风险均为高危，其中 92% 的患者为功能性 TR，手术成功率为 86%。30 天随访时 85% 的患者 TR 为中度及以下，提示 PASCAL 修复系统治疗 TR 的临床可行性。2021 年公布了 PASCAL 植入后 1 年随访结果，共 30 例患者入组，生存率为 93%，86% 的患者 TR 为中度及以下，90% 的患者 NYHA 心功能分级 ≤ Ⅱ级，6min 步行距离从基线时的（275±122）m 提高到 12 个月时的（347±112）m。此外，因急性心力衰竭需要再次住院 6 例，而随访期间无脑卒中、心内膜炎或器械栓塞发生。

　　CLASP-TR（NCT03745313）研究是一项在美国多个心脏中心进行的前瞻性、单臂、可行性临床研究，旨在评估 PASCAL 经导管瓣膜修复系统在重度 TR 患者中的安全性及有效性。2021 年 *J Am Coll Cardiol* 杂志报道了 CLASP-TR 研究初期试验结果，试验先期纳入了 35 名 TR 患者，平均年龄 76 岁，平均美国胸外科医师协会（STS）评分为 7.3%，88% 的患者合并心房颤动或心房扑动，97% 的患者表现为重度及以上 TR，79% 的患者 NYHA 心功能分级≥Ⅲ级。35 名患者中 29 名患者成功植入 PASCAL。术后 30 天，85% 的患者 TR 程度降低至少 1 级，52% 的患者表现为中度及以下 TR，术后主要不良心脑血管事件（MACCE）发生率为 5.2%。该修复系统大大减少了 TR，不良事件发生率低，患者术后三尖瓣功能和运动能力明显改善，生活质量明显提升，初步验证了新型 PASCAL 经导管瓣膜修复系统为 TR 患者提供了介入治疗的可能。在 2022 年 ACC 年会上，Greenbaum 教授介绍了 CLASP-TR 试验 1 年随访结果，该试验招募了 65 名症状明显的 TR 患者，器械植入成功率为 91%，46.2% 的患者植入 1 个瓣夹，手术成功率 88%，临床成功率 77%。术后 1 年随访结果显示，7 名患者（10.8%）死亡，12 名患者（18.5%）因心力衰竭再次住院，11 名患者（16.9%）出现复合主要不良事件，92% 的患者心力衰竭严重程度显著改善，达到 NYHA 心功能分级Ⅰ/Ⅱ级，KCCQ 评分平均提高了 18 分。在有完整 1 年临床数据的 36 名患者中，所有患者 TR 程度至少降低了 1 级；75% 的患者 TR 程度至少降低了两个等级；86% 的患者 TR 维持在中度以下。上述结果充分验证了应用 PASCAL 系统进行"缘对缘"修复在 TR 治疗中的安全性和有效性。

2.2.1.3　DragonFly-T

DragonFly-T 是由杭州德晋医疗科技有限公司研发的我国首款三尖瓣"缘对缘"修复系统（图 2.3）。相比较于 TriClip 和 PASCAL 两款产品，DragonFly-T 器械主要具有 4 个方面的特点：①瓣夹中心独特的封堵网设计，可进一步降低中心反流，减少瓣叶应力，避免瓣叶损伤；②稳定的传动机械结构系统，使瓣夹关闭时更稳定可靠，极大提升手术安全性；③单独捕获瓣叶的功能，可以分别抓取前叶和隔叶，能应对复杂解剖结构的病变；④优化设计的输送系统，保证器械输送顺畅、操作便利，同时设计了更加符合人体工程学的操作手柄。DragonFly-T 植入步骤：在 X 线及在 TEE 引导下经股静脉途径导管下植入瓣夹，使瓣夹指向三尖瓣前叶与隔叶交界反流束起始点处，打开 DragonFly-T 的双臂至 120°，心脏舒张期将瓣夹送入心室腔；调整瓣夹位置，使瓣夹的两臂位于前隔交界 3 点和 9 点；捕获夹闭前叶与隔叶，TEE 确认三尖瓣呈双孔，反流量明显减少；释放后即刻 TEE 监测及评估瓣夹的位置及固定情况，评估 TR 情况、三尖瓣平均跨瓣压差，评估有无三尖瓣结构损伤、心脏压塞等并发症；如果 TR 减少程度不够理想，可尝试进行第 2 枚或第 3 枚钳夹。

2020 年 12 月 15 日，浙江大学医学院附属第二医院王建安教授团队成功应用 DragonFly-T 经导管三尖瓣夹系统完成中国大陆首例人体临床应用。2020 年 12 月至

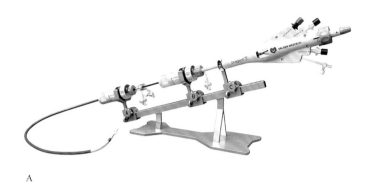

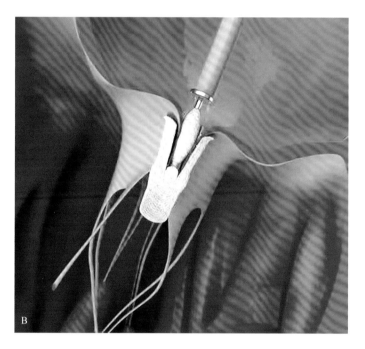

图 2.3　DragonFly-T 经导管缘对缘修复系统

A. 输送系统；B. DragonFly 瓣夹

2021 年 1 月在浙江大学医学院附属第二医院就诊的 5 例外科手术高危、术前 TEE 确诊为重度以上功能性 TR 患者行经导管 DragonFly-T "缘对缘" 修复术。5 例患者共植入 10 个瓣夹（2 例患者 3 个，1 例患者 2 个，2 例患者 1 个），其中 1 例患者 3 个瓣夹中的 1 个释放瞬间隔瓣单侧脱落，另 9 个瓣夹位置及固定良好。TEE 即刻评估 3 例患者 TR 程度减为轻度，2 例减为中度，三维彩色血流定量评估反流颈口面积较术前减低。5 例患者均未发生三尖瓣严重损伤、心脏压塞、血栓栓塞等并发症。DragonFly-T 相关的临床试验（ChiCTR2100042811）于 2022 年 8 月开始全球确证性临床研究入组，目前正在进行中，旨在针对产品的性能及可靠性进行临床评价。

2.2.2　经导管三尖瓣瓣环环缩术

2.2.2.1　Cardioband

Cardioband 是以色列 Valtech Cardio 公司研发的一款经股静脉直接瓣环环缩系统（图 2.4），设计理念为外科"缩环"技术，2015 年获得 CE 认证，2016 年被 Edwards 公司收购。手术策略为在经食管超声心动图（TEE）和 X 线的引导下，通过股静脉途径将成形环自前 - 隔瓣交界向隔 - 后瓣交界顺时针释放并锚定在三尖瓣瓣环上，再通过调整人工瓣环减小三尖瓣瓣环的内径，增强瓣叶的对合，从而纠正 TR。Cardioband 的植入过程较为复杂，需沿成形环植入多个锚定装置，其植入时间较长，存在损伤瓣环周围结构的风险，尤其是右冠状动脉损伤的发生率较高；同时，Cardioband 基于缩小瓣环设计，仅适用于单纯瓣环扩张 TR，适应证较为严格，远期临床效果有待确认。

TRI-REPAIR（NCT02981953）研究是一项在欧洲多个心脏中心进行的前瞻性、

环缩前

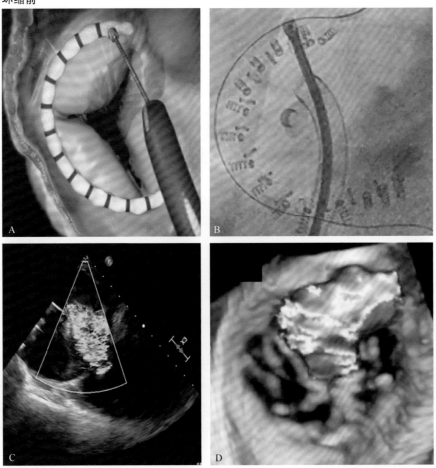

环缩后

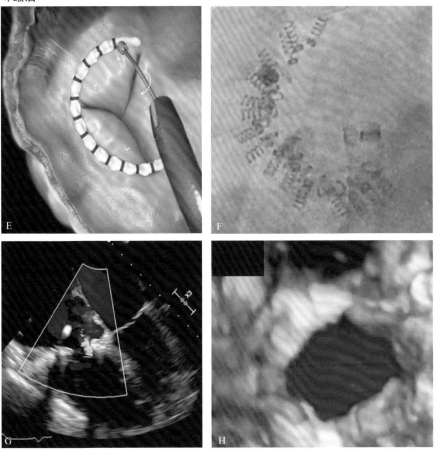

图 2.4　Cardioband 三尖瓣瓣环成形系统及术中影像

A、E. Cardioband 瓣环成形系统；B、F. 成形环收缩前后透视影像；C、G. 成形环收缩前后 2D-TEE 显示 TR 情况；
D、H. 成形环收缩前后 3D-TEE 显示 TR 情况
[引自 J Am Coll Cardiol Intv, 2021, 14 (1): 41-50]

单臂、可行性临床研究，旨在评估 Cardioband 瓣膜成形系统在中重度、有临床症状且
不适合外科手术治疗的 TR 患者中的安全性及有效性。试验共纳入了 30 例患者，平均
年龄 75 岁，女性占 73%，23% 的患者有缺血性心脏病，83% 的患者 NYHA 心功能分
级为Ⅲ～Ⅳ级，手术的技术成功率为 100%。术后 6 个月随访结果显示，患者死亡率
为 10%（3/30），76% 的患者 NYHA 心功能分级至少改善了 1 级，6min 步行距离提高
了 60m。术后 2 年随访结果显示，患者死亡率为 27%（8/30），72% 的患者术后 2 年
TR 程度为中量或更低，术后 6min 步行距离增加 73m，KCCQ 评分提高了 14 分，显
示了该装置的长期耐久性。

2.2.2.2　Trialign

Trialign 是由美国 Mitralign 公司研发的一款经颈静脉瓣环环缩系统（图 2.5）。

该系统通过颈静脉将可调弯鞘管送达右心室，通过射频导丝穿刺三尖瓣瓣叶交界处瓣环到达右心房，沿射频导丝送入 2 个锚定垫片附着于三尖瓣瓣环的两个交界处，通过收紧垫片间距进而达到缩小三尖瓣瓣环的目的。该装置的不足在于植入垫片时可能会损伤右冠状动脉，且在植入和收紧缝线时有损伤自身瓣叶和瓣环组织的风险。

2016 年，德国汉堡大学的 Schofer 医生首次将其用于功能性 TR 的治疗，患者为 1 名 89 岁因瓣环扩大导致严重 TR 合并严重右心衰竭的女性。经颈静脉途径在前 - 后

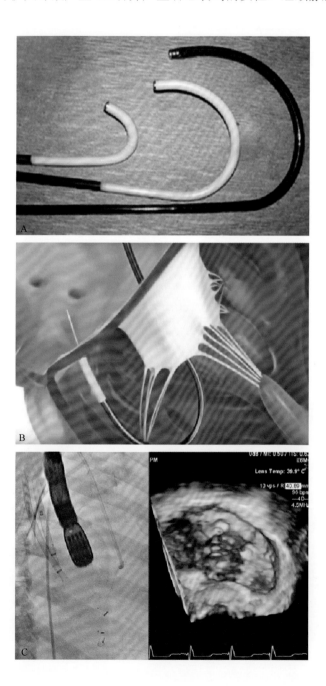

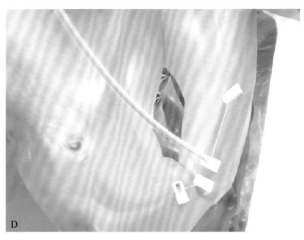

图 2.5　Trialign 经导管三尖瓣瓣环成形系统及操作步骤

A. Trialign 可调弯鞘管；B. 将可调弯鞘管送达右心室，通过射频导丝穿刺三尖瓣瓣叶交界处瓣环到达右心房；
C. 通过透视和 TEE 影像明确垫片位置；D. 植入两对垫片并收紧瓣环
[引自 Interv Cardiol, 2018，13(1):8-13]

瓣交界和后 - 隔交界处植入垫片，使用缝合修复技术收紧两个垫片之间的缝线，有效缩小了三尖瓣瓣环直径，术后瓣膜面积减小 57%，有效反流口面积减少 53%，患者的右心功能、左心收缩力和肾功能得到明显改善。

　　SCOUT（NCT02574650）研究是一项前瞻性、多中心、单臂临床研究，旨在探究 Trialign 系统治疗中重度功能性 TR 的可行性。共纳入了 15 例患者，均成功植入 Trialign，围手术期无死亡或严重并发症发生。术后 30 天随访发现，3 例患者垫片脱位，余 12 例患者三尖瓣瓣环直径及反流孔面积明显缩小，临床症状得到改善。此外，旨在探究 Trialign 系统在中重度 TR 患者治疗中安全性和有效性的 SCOUT Ⅱ（NCT02574650）试验正在进行中。目前 Trialign 已在空军军医大学西京医院和浙江大学医学院附属第二医院完成了部分病例手术。

2.2.2.3　K-Clip

　　K-Clip 是由上海汇禾医疗科技有限公司自主研发的一款经颈静脉途径的三尖瓣修复系统（图 2.6）。K-Clip 以经颈静脉途径，还原了外科 Kay's 二瓣化成形术，针对功能性 TR，将扩大的三尖瓣瓣环进行折叠进而环缩，减少瓣环周径，增加瓣叶对合缘，改善 TR。K-Clip 操作可分为如下 5 个步骤：①颈静脉穿刺后，将导丝送入上腔静脉，并通过桡动脉于右冠状动脉置入指引导丝明确三尖瓣瓣环位置，沿颈静脉导丝将输送系统送达上腔静脉进入右心房。②在超声引导下，调整输送系统位置和方向，输送系统前端靠近三尖瓣瓣环前后瓣叶交界处。③在三尖瓣瓣环上送入 K-Clip 的锚定件。④打开夹合臂到最大，并与三尖瓣瓣环切线平行，然后对三尖瓣瓣环后瓣进行夹合。⑤彩色多普勒显示 TR 程度减少 2+ 以上，并观察夹合器的位置、固定情况、有无并发症；如果上述条件都满足，解脱夹合和锚定部件，退出导管鞘和输送系统。

2021 年复旦大学附属中山医院葛均波院士团队完成临床试验的首例植入，术前应用 3D 打印技术规划手术路径及方案，保障手术安全。目前已开展了可行性

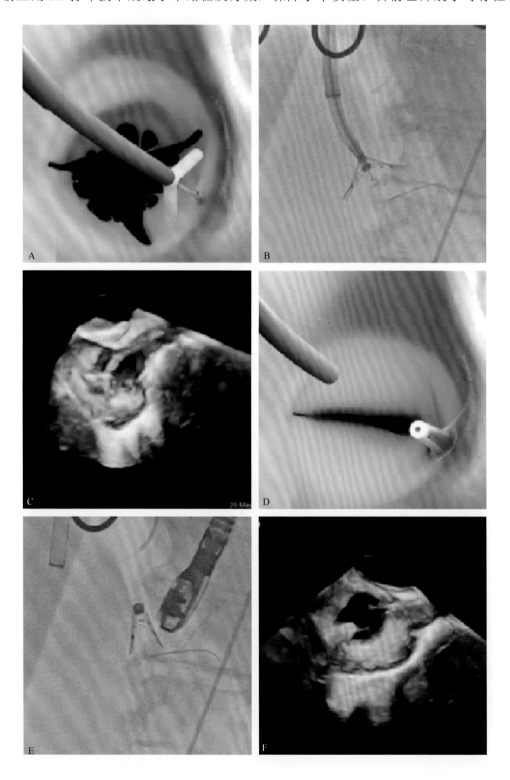

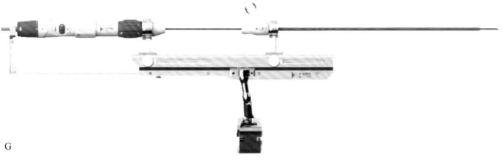

G

图 2.6　K-Clip 三尖瓣瓣环修复系统及手术示意

A. K-Clip 打开夹合臂并锚定于前后瓣叶交界处示意；B. K-Clip 打开夹合臂并锚定于前后瓣叶交界处透视图；C. K-Clip 打开夹合臂并锚定于前后瓣叶交界处三维超声图；D. K-Clip 于三尖瓣后瓣部位夹合并解脱示意；E. K-Clip 于三尖瓣后瓣部位夹合并解脱透视图；F. K-Clip 于三尖瓣后瓣部位夹合并解脱三维超声图；G. K-Clip 输送系统

TriStar 临床注册研究，目的为评价 K-Clip 经导管三尖瓣瓣环成形系统用于治疗中重度及以上 TR 患者的有效性以及安全性。2021 年 12 月 19 日启动了欧盟 CE 临床注册研究，并于 2022 年 9 月 K-Clip 成功完成 100 例临床试验入组，初步临床验证效果良好。

2.2.2.4　TriCinch

TriCinch 是由 4Tech Cardio 公司研发的通过牵拉缩小瓣环消除 TR 的瓣环修复系统（图 2.7）。TriCinch 由穿刺螺母、腔静脉支架以及连接两者的涤纶带组成。TriCinch 植入需要 X 线及心腔内超声 /TEE 引导，经股静脉置入导管，首先行造影明确右冠状动脉解剖位置，定位穿刺螺母至前 - 后瓣交界处瓣环并穿刺固定，固定后通过牵拉连接穿刺螺母的涤纶带缩小瓣环，待 TEE 显示反流量改善满意后于下腔静脉释放支架以提供持续牵拉力。Latib 于 2015 年报道了首例接受 TriCinch 的 72 岁左心术后重度 TR 患者，患者接受 TriCinch 治疗后三尖瓣反流量明显减少并且在术后 6 个月随访时三尖瓣功能及生活质量改善。

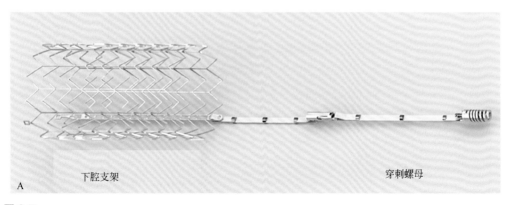

下腔支架　　　　　　　　　　　　　　　　　穿刺螺母

A

图 2.7

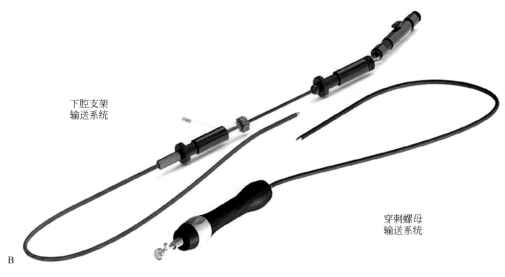

下腔支架
输送系统

穿刺螺母
输送系统

B

图 2.7　TriCinch 经导管三尖瓣瓣环环缩系统

A. TriCinch 腔静脉支架和穿刺螺母；B. TriCinch 输送系统
[引自 EuroIntervention，2016，18(12):Y110-Y112]

　　PREVENT 试验纳入了 24 例 TR 患者，其中包含 14 例 TR 严重程度≥ 4+ 的患者。结果显示，手术成功率为 81%，其中 94.4% 的患者 TR 减少≥ 1 级，仍有 40% 的患者 TR 严重程度≥ 4+。Calen 报道一例接受 TriCinch 植入后 TR 未能改善的病例，虽然通过再次植入的 TriCinch-in-TriCinch 技术获得 TR 改善，但仍反映了 TriCinch 疗效的不稳定性。同时，TriCinch 的穿刺螺母植入过程中同样存在损坏瓣环周围结构尤其是右冠状动脉的可能。第二代系统已经研发并进行了首次人体试验，30 天随访结果良好，远期临床疗效仍有待于进一步研究。

2.2.3　反流区阻挡技术

Forma

　　Forma 是由美国爱德华（Edwards）公司研发的一款由球囊和输送系统组成的反流区阻挡系统，该装置是一种被动可扩张、填充泡沫的球囊间隔器，经颈静脉通路将球囊置于三尖瓣瓣口内，另一端固定在右心室，旨在通过占据反流口面积来增加原本的瓣叶接合面，从而减少 TR（图 2.8）。

　　2019 年，*JACC Cardiovasc Interv* 杂志发表了 Forma 早期临床研究的随访结果。该研究共纳入了 19 名重度功能性 TR 患者，平均年龄 76 岁，74% 的患者为女性，平均 EuroSCORE Ⅱ 评分为 9.2%。手术成功率为 89%（17/19），术后 30 天无死亡事件。在平均长达 32 个月的随访中，4 名（21%）患者死亡，3 名（16%）患者因心力衰竭需要再次住院，1 名患者出现器械相关血栓形成，1 名患者出现肺栓塞，67% 的患者超声心动图显示为重度以下 TR。15 名成功植入 Forma 的患者，NYHA 心功能分级明显改善，6min 步行距离增加了 54m，KCCQ 评分提高了 16 分。

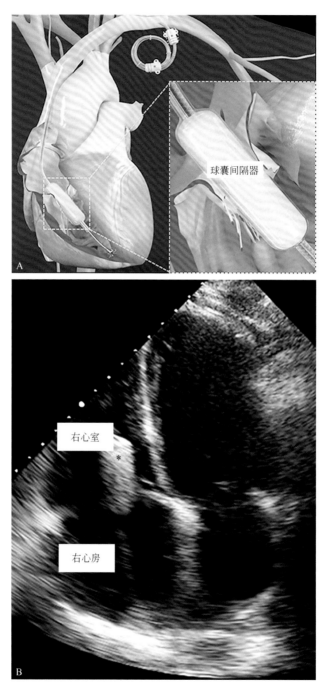

图 2.8　Forma 经导管三尖瓣反流区阻挡系统

A. Forma 系统示意；B. Forma 植入后经胸超声心动图影像
（引自 Front Cardiovasc Med，2018，15，5:140）

2.2.4　腱索干预技术

Mistral

　　Mistral 是由以色列 Mitralix 公司研发的经导管三尖瓣腱索干预装置，通过一种蚊香状螺旋结构，绕行于三尖瓣心室侧的腱索，使得三尖瓣瓣叶互相靠近，从而减少三尖瓣反流（图 2.9）。

　　2020 年 9 月，*JACC Cardiovasc Interv* 杂志发表了 Mistral 早期临床研究 30 天研究

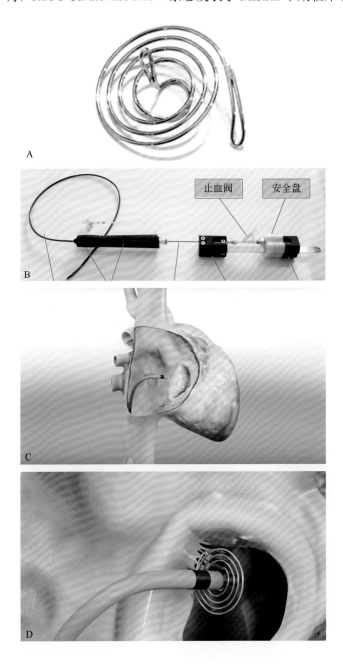

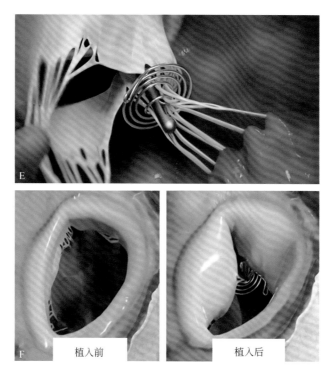

图 2.9　Mistral 经导管三尖瓣腱索干预系统

A. Mistral 装置；B. 输送系统；C. 系统进入右心房；D. 瓣上释放钢圈；E. 旋转系统使得钢圈缠绕腱索，增加瓣膜对合；F. Mistral 系统植入前后示意

结果，该研究旨在评估 Mistral 装置用于严重功能性 TR 患者的短期安全性和有效性。共纳入了 7 例有症状、外科手术高风险、重度及以上功能性 TR 患者，平均年龄 73.14岁。Mistral 装置植入成功率为 100%，围手术期及术后 30 天未发生严重不良事件。所有患者的 TR 严重程度至少降低了 1 级，有效的反流口面积减少了 71%，腔静脉收缩宽度减少了 35%，右心室面积变化率从术前的 27.0% 提高到 38.5%，NYHA 心功能分级、KCCQ 评分和 6min 步行试验结果显著改善。以上结果证实了 Mistral 装置用于严重功能性 TR 患者的短期安全性和有效性。

2.3　经导管三尖瓣置换器械

2.3.1　原位经导管三尖瓣置换

2.3.1.1　NaviGate

　　NaviGate 是由美国 NaviGate Cardiac Structures 公司研发的一种经右心房（右侧肋间小切口）或经颈静脉途径介入三尖瓣的自膨胀式生物瓣膜。支架为锥形自膨胀式镍钛合金，装载有三叶马心包瓣膜（图 2.10）。该瓣膜有三个独特设计：①支架为锥形设计，高度为 21mm，能够尽可能地减少右心室流出道梗阻的风险；②心房侧环形小翼和

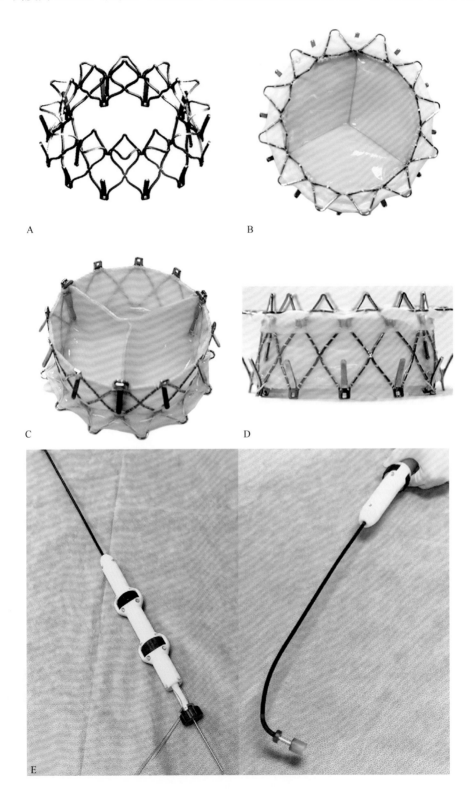

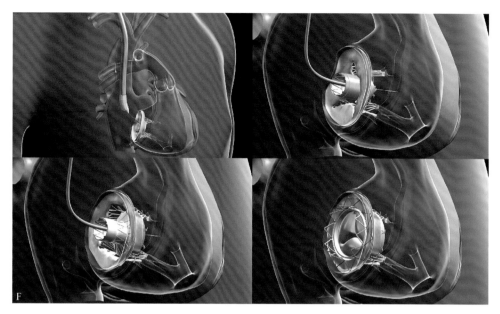

图 2.10　NaviGate 瓣膜、输送系统及操作示意

A ～ D. NaviGate 瓣膜；E. 输送系统；F. 手术操作示意

心室侧倒刺能将瓣膜固定于三尖瓣瓣环，避免心室收缩时瓣膜移位，减少瓣周漏以及右冠状动脉的压迫；③有 36mm、40mm、44mm、48mm 和 52mm 共 5 种型号，以适应不同大小的三尖瓣瓣环。NaviGate 瓣膜依靠瓣周的锚定装置锚定于瓣环上，为获得可靠的锚定及预防瓣周漏，常选取大于瓣环 5% ～ 10% 的规格植入，可能影响房室环收缩以及术后右心功能恢复，并增加了瓣周结构损伤及发生房室传导阻滞的可能性。

　　Navia 等于 2017 年首次报道了接受 NaviGate 治疗的 2 例重度 TR 患者的临床结果，分别经心房和颈静脉途径植入，术后 1 例患者 TR 由重度转为轻度，另 1 例由重度转为中度瓣周漏并在随访第 6 个月时死于缺血性结肠炎及败血症。后期报道显示起搏器植入率以及转外科手术发生率较高，相对其他新研发瓣膜劣势较为显著。

2.3.1.2　Intrepid

　　Intrepid 是由美国美敦力（Medtronic）公司研发的经导管二尖瓣置换系统，也可用于三尖瓣置换。该系统由支架瓣膜和输送系统（35F）两个部分组成。支架瓣膜为双层自膨胀式镍钛合金支架设计，外支架与瓣环紧密贴合，有 43mm、46mm 和 50mm 三个型号，适合不同大小及形态的三尖瓣瓣环；内支架装载有 29mm 的三叶牛心包瓣膜（图 2.11）。由于内外双层支架的设计，内层支架外形可保持圆形，不受心动周期的影响，进而保证了瓣膜的血流动力学性能。操作步骤如下：① Intrepid 系统进入右心室；②释放右心房侧盘片；③将系统调整至适当位置；④系统完全释放。

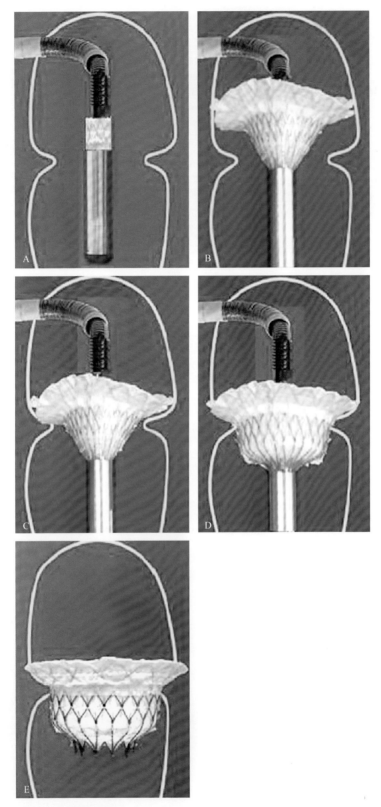

图 2.11 Intrepid 系统及操作示意

2020 年 9 月 11 日，Intrepid 瓣膜获得美国 FDA "突破性医疗器械认定"。

在 2020 年心血管研究技术（CRT）会议上 Vinayak N. Bapat 教授报告了 3 例救治性早期临床试验结果，所有 3 例患者均成功植入瓣膜，无明显并发症，目前正在收集进一步的随访数据并正在美国进行早期可行性研究（NCT04433065）。

2.3.1.3　EVOQUE 系统

EVOQUE 是由美国爱德华（Edwards）公司研发的经股静脉途径介入三尖瓣置换系统（图 2.12），由自膨胀式镍钛合金支架、牛心包瓣叶、编织物裙边以及瓣叶夹持装置组成，共有 44mm、48mm 和 52mm 三种型号，输送系统外径为 28F。其固定方式主要依靠 9 个倒钩的瓣叶夹持件，输送状态时夹持件伸直，送入输送鞘管后夹持件倒钩向心房，与自身瓣膜支架径向支撑之间形成夹持力夹住三尖瓣瓣叶。

EVOQUE 的早期临床研究共纳入 27 例无法接受外科手术和经导管 "缘对缘" 修复手术后的重度 TR 患者，平均年龄 77 岁，89% 为女性，89% 的患者 NYHA 心功能分级为 Ⅲ / Ⅳ级。1 年临床随访结果显示，2 名患者死亡（死亡率 7%），70% 的患者 NYHA 心功能分级为 Ⅰ / Ⅱ级，96% 的患者 TR 等级 ≤ 2+，87% 的患者 TR 等级 ≤ 1+。TRISCEND（NCT04221490）是一项前瞻性、单臂、多中心研究，旨在探究

EVOQUE瓣膜

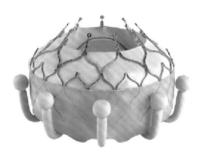

44mm

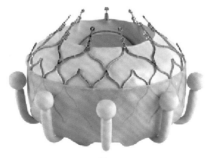

48mm

A

图 2.12

EVOQUE输送系统

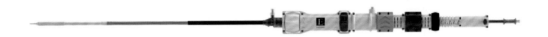

B

EVOQUE稳定器、底座和台面

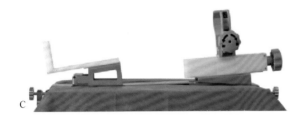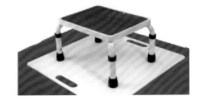

C

图 2.12 经股静脉 EVOQUE 瓣膜输送系统

A. EVOQUE 瓣膜；B. 经股静脉输送系统；C. 稳定器、底座和台面

有症状的、中重度 TR 患者 EVOQUE 植入的安全性和有效性。2022 年 3 月，*JACC Cardiovasc Interv* 杂志发表了 TRISCEND 研究术后 30 天临床随访结果。数据显示，共有 56 名患者接受了 EVOQUE 植入，手术成功率 96.2%，其中 94.7% 通过右股静脉进入，患者平均年龄 79.3 岁，76.8% 的患者为女性，91.1% 的患者 TR 为重度或更高，91.1% 的患者合并心房颤动，87.5% 的患者 NYHA 心功能分级为Ⅲ/Ⅳ级。EVOQUE 植入后 30 天随访数据显示，98% 的患者 TR 降至轻度或更低，复合主要不良事件发生率为 26.8%。未发生心肌梗死、脑卒中、肾功能衰竭、主要心脏结构并发症或与器械相关的肺栓塞。78.8% 的患者 NYHA 心功能等级恢复为Ⅰ或Ⅱ级，6min 步行距离增加了 49.8m，KCCQ 评分提高了 19 分。

2.3.1.4 Cardiovalve

Cardiovalve 公司成立于 2010 年，总部设于以色列，是首家获得美国 FDA 批准，同时进行二尖瓣反流及 TR 治疗的早期可行性研究公司。Cardiovalve 是一款自膨胀式、可重复定位、可回收式、经股静脉途径介入的三尖瓣置换系统（图 2.13），输送系统外径为 28F。该瓣膜以外科二尖瓣生物瓣（Edwards Perimount Magna）为原型，支架内装载有三叶牛心包瓣膜，并且提供 3 种瓣膜尺寸以适应不同大小的瓣环（36～55mm），即 27mm/45mm（M）、29mm/50mm（L）和 29mm/55mm（XL）。整个瓣膜高度仅为 15mm，因此右心室流出道梗阻的风险较低。手术分为 3 个核心步骤：捕获三尖瓣瓣叶、释放心房侧盘片及最后完全释放瓣膜。

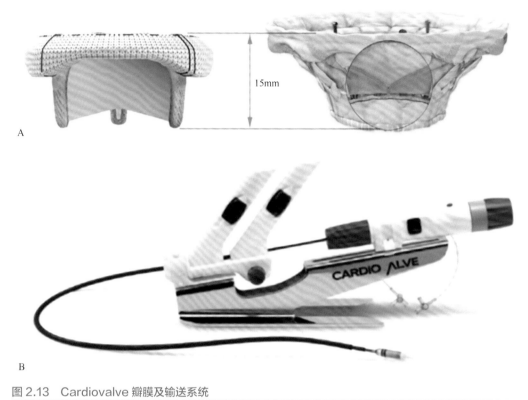

图 2.13　Cardiovalve 瓣膜及输送系统

A. Cardiovalve 瓣膜；B. 输送系统

　　目前有一项注册研究（NCT04100720）正在进行中，观察的指标主要包括器械和输送系统 30 天安全性和有效性，以及 5 年随访的长期临床结果。在 2022 年 4 月 27 日的杭州瓣膜会上，加拿大 Neil Fam 教授介绍了该系统早期临床研究的初步结果，7 例患者术后 TR 均明显改善，右心室明显逆重构。2021 年 12 月杭州启明医疗器械股份有限公司收购 Cardiovalve 公司 100% 股权及对应权益，于 2023 年在国内启动二尖瓣反流和三尖瓣反流适应证的临床试验。

2.3.1.5　LuX-Valve 及 LuX-Valve Plus

　　LuX-Valve 是由宁波健世科技股份有限公司研发的我国首款经右心房植入的自膨胀式介入三尖瓣生物瓣膜。LuX-Valve 由支架、编织环、瓣叶、锚定针和缝合线等组成，瓣叶用缝合线固定在支架上，编织环与支架通过缝合线固定；瓣膜采用自膨胀方式释放到三尖瓣处，通过锚定针固定在室间隔，瓣膜输送系统由 Tip 头、导丝管、锚定组件、连接件、外鞘管、功能手柄和注液管组成（图 2.14）。LuX-Valve 采用非径向支撑力锚定，与径向力锚定装置相比，不影响 TR 消除后的瓣环回缩以及右心室结构重构。其瓣膜大小选择是基于有效三尖瓣孔面积，而不是扩张的三尖瓣瓣

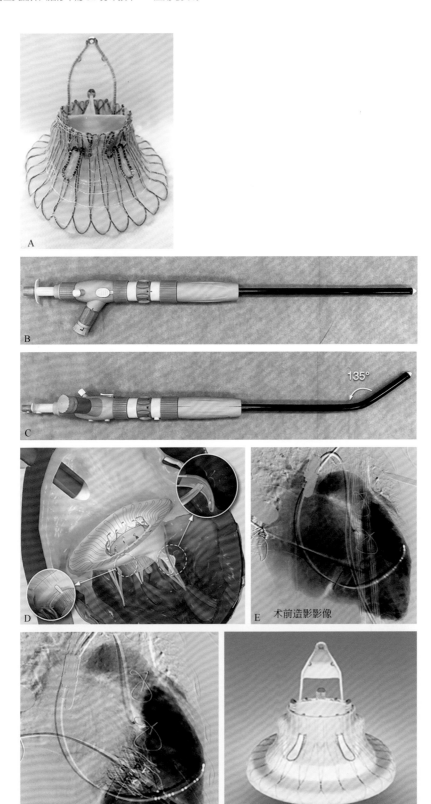

E   术前造影影像

F   术后造影影像

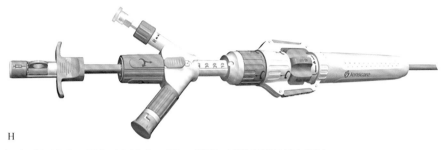

图 2.14　LuX-Valve 及 LuX-Valve Plus 瓣膜、输送系统及植入经过

A. 瓣膜上位观；B. 输送系统正面观；C. 输送系统侧面观；D. 瓣膜植入示意；E. 瓣膜植入前右心室造影显示大量反流；F. 瓣膜植入后右心室造影显示反流消失；G. LuX-Valve Plus 瓣膜结构示意；H. LuX-Valve Plus 输送系统结构示意

环，这使得瓣膜的直径选择可不大于三尖瓣瓣环，对瓣环无明显径向力压迫，因而冠状动脉损伤、房室传导阻滞、右心室流出道梗阻风险较低。此外，与其他经导管瓣膜置换装置相比，LuX-Valve 具有一个较大的心房盘片，可以有效防止瓣膜植入后瓣周漏的发生。其植入过程如下：①全身麻醉下行气管插管机械辅助单肺通气，通过股静脉置入 6F 猪尾巴导管至上腔静脉及右心室，并通过数字减影血管造影技术显影右心房和三尖瓣，确定最佳成像位置。②在患者右侧第 4 肋间隙做肋间切口；在右心房用 4-0 聚丙烯线缝合两个荷包；切开右心房，置入输送系统，并收紧荷包。③在超声和 X 线引导下，将输送系统送入右心室；缓慢撤回外鞘，释放瓣膜夹持件，通过回撤整个输送系统令两个瓣叶夹持件捕获三尖瓣前瓣叶。④释放右心房盘片，在超声指导下调节输送装置角度及位置，尽可能减少 TR。⑤待瓣膜方向和位置调整至最佳状态时，释放锚定针并将瓣膜固定至室间隔。⑥撤出输送系统后收紧荷包，逐层关胸。

作为国内第一款原创设计的介入三尖瓣产品，LuX-Valve 第一代经右心房入路产品在 2021 年 8 月完成了确证性临床试验 150 例入组工作，并发表了救治性多中心临床试验的早期结果。救治性入组的 46 例患者，均为重度以上 TR 患者，手术成功率 97.8%，手术平均时间 150min。6 个月随访达到安全终点的 38 例（82.6%）患者，TR 程度均明显下降（33 例无 TR，4 例轻度 TR，1 例中度 TR），患者下肢水肿和腹水发生率也由基线水平的 100% 和 47.8%，下降到 6 个月时的 2.6% 和 0%。

LuX-Valve Plus 是 LuX-Valve 的第二代产品，在第一代产品基础上，改进了输送系统设计和工艺，将手术入路改为经右颈内静脉，进一步加强了产品的微创化（图 2.14）。LuX-Valve Plus 于 2021 年 11 月完成首次救治性临床试验，2023 年 4 月完成 120 例确证性临床试验入组，近期效果良好。

2.3.2　异位经导管三尖瓣置换

TR 患者在心脏收缩期时血液会反流到右心房，继而涌回至腔静脉，导致体循环血液瘀滞及心排血量下降；而在腔静脉置入带瓣膜支架后，血液只反流到右心房，由于右心房体积有限，右心房压力会迅速上升，阻止血液进一步反流，增加了每搏输出量，同时血液不返回腔静脉，体循环淤血减少。异位经导管三尖瓣置换主要产品有 TricValve 和 TRICENTO。整体而言，异位瓣膜虽已被证实技术上可行，能缓解 TR 的症状，但可能导致右心房心室化，未从根本上解决 TR 以及右心室重构，远期（7 ~ 9 个月）死亡率分别高达 80%（4/5）和 90%（9/10），故应用受限。

2.3.2.1　TricValve

TricValve 是由德国 P&F GmbH 公司研发的一种腔静脉自膨胀式镍钛合金支架牛心包人工瓣膜，通过在上、下腔静脉植入人工瓣膜阻止右心室收缩期血液通过上、下腔静脉反流至体循环（图 2.15）。上腔静脉瓣膜支架裙边较长，避免血液反流；下腔静脉瓣膜支架裙边较短，以防止干扰肝静脉回流。术中通过 27F 鞘管经股静脉通路送入右心房，在 X 线透视及 TEE 辅助引导下，释放瓣膜并固定于上、下腔静脉与右心房接合处。该装置术中操作简单，血流动力学稳定，可以再次回收后重新释放。TricValve 植入不接触三尖瓣，因此不影响其他经导管介入手术的开展，如经导管三尖瓣修复、房间隔穿刺、起搏器植入等。2020 年 12 月，TricValve 获得美国 FDA "突破性医疗器械认定"，2021 年 5 月，TricValve 获得 CE 认证。

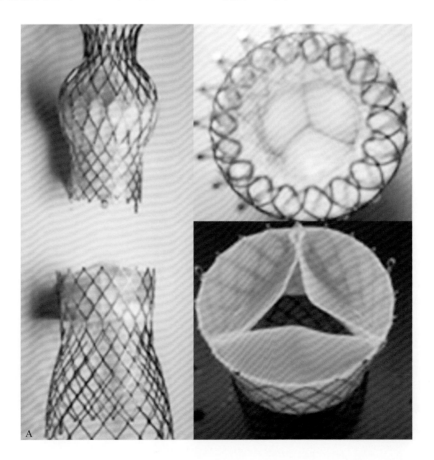

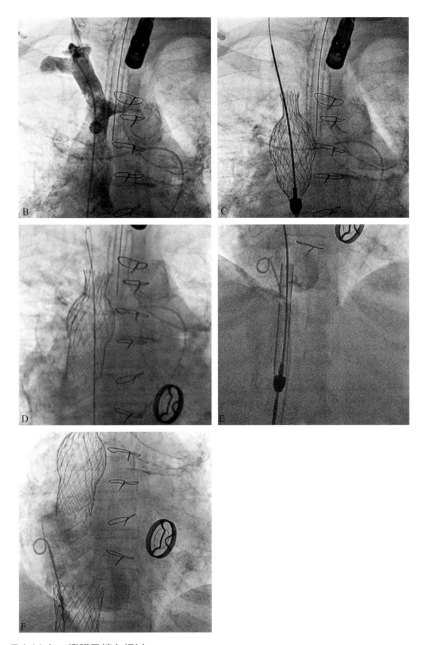

图 2.15　TricValve 瓣膜及植入经过

A. TricValve 瓣膜；B. 右锁骨下静脉和上腔静脉造影；C、D. 释放上腔静脉支架；E. 释放下腔静脉支架；F. 右心房造影显示腔静脉反流消失

　　早期研究报道 5 例有严重右心衰竭症状且有手术禁忌证的患者接受该装置植入，成功植入 4 例患者，1 例患者因支架无法按预期展开而行中转开胸手术。临床数据显示到目前为止接受 TricValve 治疗的 5 例患者术后随访期间死亡率高达 80%（非心源性因素），且 TricValve 植入并未改善三尖瓣本身的反流程度，其临床效果仍需要进一步验证评估。目前 TricValve 正在进行单中心早期临床的安全性研究 [TRICUS

（NCT03723239）] 和 有 效 性 研 究 [TRICUS Euro（NCT04141137）]。2022 年 5 月，*JACC Cardiovasc Interv* 杂志发表了 TRICUS Euro 研究 30 天和 6 个月随访结果。该研究共纳入 35 名经过最佳药物治疗后仍然有明显症状的重度 TR 患者，平均年龄 76 岁，83% 的患者为女性，所有患者术前 NYHA 心功能分级均为Ⅲ/Ⅳ级，手术成功率为 94%，无死亡或转外科开胸手术。术后 6 个月，患者生活质量明显提升，KCCQ 评分较术前增加了 17.7 分，79.4% 患者 NYHA 心功能分级为Ⅰ/Ⅱ级，全因死亡率和因心力衰竭住院率分别为 8.5% 和 20%。此外，欧洲、亚洲和南美洲的 200 多名患者通过人道主义救治接受了 TricValve 植入，目前正在临床随访中。此外，一项随机对照临床试验——TRICAV 将在北美、欧洲、澳大利亚和新西兰等 30 个中心开展，计划纳入 200 例重度 TR 和右心衰竭患者，1:1 分配至 TricValve 组和最佳药物治疗组，从而明确 TricValve 的临床疗效是否优于药物治疗。由于 TricValve 植入并不改善三尖瓣本身的反流程度，其临床效果仍需要进一步检验。

2.3.2.2　TRICENTO

　　TRICENTO 是由德国 MEDIRA GmbH 公司研发的一种腔静脉自膨胀式猪心包瓣膜，其结构包括一个锚定在上、下腔静脉的覆膜支架以及右心房部位的二叶猪心包瓣膜，其在释放后可通过输送系统（24F）进行位置调整或回撤（图 2.16）。

　　最近一项多中心回顾性注册研究分析了 21 名重度或极重度 TR 的高危患者

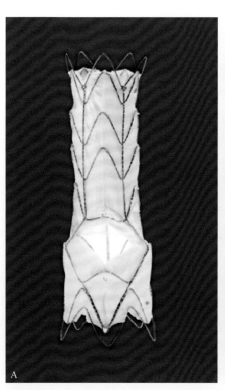
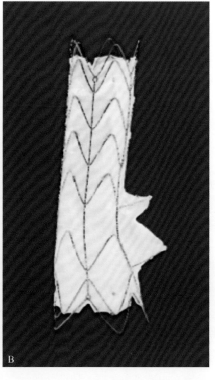

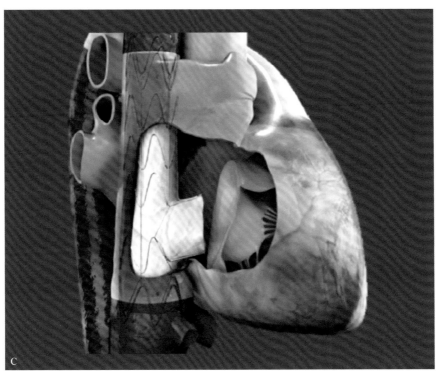

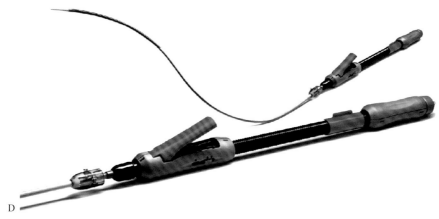

图 2.16　TRICENTO 瓣膜及植入示意

A. TRICENTO 瓣膜正面观；B. TRICENTO 瓣膜侧面观；C. 植入位置示意；D. 输送系统
[引自 J Am Coll Cardiol Intv, 12 (21): e189-e191]

TRICENTO 植入后的临床效果。21 名患者平均年龄 76 岁，67% 的患者为女性，95%
的患者 NYHA 心功能分级为Ⅲ / Ⅳ级，95% 的患者有外周水肿，67% 的患者曾因右
心衰竭住院。技术成功率为 100%，无住院死亡病例。在随访期间（中位 61 天），患
者临床症状改善，NYHA 心功能分级为Ⅰ / Ⅱ级的患者比例由 5% 上升至 65%，术后
1 年总生存率为 76%。但是较软的支架强度以及植入后的右心房心室化导致了严重的
支架收缩期狭窄，最终导致上、下腔静脉压力增高并出现临床右心衰竭表现。以上结
果表明该装置仍需进一步改进。

2.4 经导管三尖瓣"瓣中瓣""环中瓣"技术

对于既往行三尖瓣人工瓣环、生物瓣植入的患者，如果继发生物瓣毁损或者瓣叶功能受损，可以通过"瓣中瓣"（valve-in-valve）技术或者"环中瓣"（valve-in-ring）技术进行经导管三尖瓣置换。目前较为常用的产品主要是爱德华 Sapien 系列瓣膜。我国自主研发的 Priz-Valve（上海纽脉医疗科技股份有限公司）也显示出了良好的临床应用前景（图 2.17）。

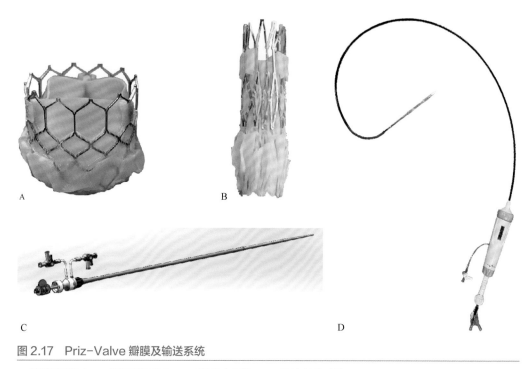

图 2.17 Priz-Valve 瓣膜及输送系统

A. 瓣膜展开状态；B. 瓣膜压缩状态；C. 可扩张穿刺鞘；D. 可调弯输送系统

2.5 小结

TR 是一种常常被忽视的严重的右心系统疾病，药物及手术治疗效果均不理想。经导管三尖瓣介入治疗技术的出现使得 TR 成为结构性心脏病领域的热点之一。目前，无论三尖瓣介入成形还是介入置换虽均处于起步阶段，但已经显示出了相较于传统手术治疗的明显优势，并扩大了三尖瓣手术的适应证，正逐渐改写三尖瓣治疗的策略和指南。介入修复技术显示出了较好的安全性和可行性，但操作相对复杂，完成例数较少，有待于进一步积累数据；介入三尖瓣原位置换可以最大程度消除 TR，但起步较晚，相关产品的治疗效果仍需进一步临床相关研究确认。我国在经导管三尖瓣介入治疗领域，特别是介入三尖瓣置换方面已取得突破性进展。结合 3D 打印的精准和个性化经导管三尖瓣置换手术策略，将使中国原创的介入三尖瓣治疗产品，造福于广大的三尖瓣疾病患者。

参考文献

[1] Agarwal S, Tuzcu E M, Rodriguez E R, et al. Interventional cardiology perspective of functional tricuspid regurgitation. Circ Cardiovasc Interv, 2009,2(6):565-573.

[2] Alqahtani F, Berzingi C O, Aljohani S, et al. Contemporary trends in the use and outcomes of surgical treatment of tricuspid regurgitation. J Am Heart Assoc,2017,6(12): e007597.

[3] Asmarats L, Perlman G, Praz F, et al. Long-term outcomes of the FORMA transcatheter tricuspid valve repair system for the treatment of severe tricuspid regurgitation: insights from the first-in-human experience. JACC Cardiovasc Interv,2019,12(15):1438-1447.

[4] Aurich M, Volz M J, Mereles D, et al. Initial experience with the PASCAL ace implant system for treatment of severe tricuspid regurgitation. Circ Cardiovasc Interv,2021,14(9):e10770.

[5] Benfari G, Antoine C, Miller W L, et al. Excess mortality associated With functional tricuspid regurgitation complicating heart failure With reduced ejection fraction. Circulation,2019,140(3): 196-206.

[6] Elgharably H, Harb S C, Kapadia S, et al. Transcatheter innovations in tricuspid regurgitation: Navigate. Prog Cardiovasc Dis, 2019, 62(6): 493-495.

[7] Estévez-Loureiro R, Sánchez-Recalde A, Amat-Santos I J, et al. 6-month outcomes of the tricValve system in patients with tricuspid regurgitation: the TRICUS EURO study.JACC Cardiovasc Interv, 2022, 15(13):1366-1377.

[8] Fam N P, Braun D, von Bardeleben R S, et al. Compassionate use of the PASCAL transcatheter valve repair system for severe tricuspid regurgitation: a multicenter, observational, first-in-human experience. JACC Cardiovasc Interv, 2019, 12(24): 2488-2495.

[9] Freixa X, Arzamendi D, Del T M, et al. The triclip system for edge-to-edge transcatheter tricuspid valve repair. a spanish multicenter study. Rev Esp Cardiol (Engl Ed), 2022, 75(10): 797-804.

[10] Hahn R T, Meduri C U, Davidson C J, et al. Early feasibility study of a transcatheter tricuspid valve annuloplasty: SCOUT trial 30-day results. J Am Coll Cardiol, 2017, 69(14):1795-1806.

[11] Kitamura M, Fam N P, Braun D, et al. 12-Month outcomes of transcatheter tricuspid valve repair with the PASCAL system for severe tricuspid regurgitation. Catheter Cardiovasc Interv, 2021, 97(6): 1281-1289.

[12] Kodali S, Hahn R T, Eleid M F, et al. Feasibility study of the transcatheter valve repair system for severe tricuspid regurgitation. J Am Coll Cardiol,2021,77(4):345-356.

[13] Kodali S, Hahn R T, George I, et al. Transfemoral tricuspid valve replacement in patients with tricuspid regurgitation: TRISCEND study 30-day results. JACC Cardiovasc Interv,2022,15(5): 471-480.

[14] Lu F L, Ma Y, An Z, et al. First-in-man experience of transcatheter tricuspid valve replacement With LuX-Valve in high-risk tricuspid regurgitation patients. JACC Cardiovasc Interv, 2020, 13(13): 1614-1616.

[15] Lurz P, Stephan V B R, Weber M, et al. Transcatheter edge-to-edge repair for treatment of tricuspid

regurgitation. J Am Coll Cardiol,2021,77(3):229-239.

[16] Mehr M, Taramasso M, Besler C, et al. 1-Year outcomes after edge-to-edge valve repair for symptomatic tricuspid regurgitation: results from the TriValve registry. JACC Cardiovasc Interv, 2019,12(15):1451-1461.

[17] Navia J L, Kapadia S, Elgharably H, et al. First-in-human implantations of the naviGate bioprosthesis in a severely dilated tricuspid annulus and in a failed tricuspid annuloplasty ring. Circ Cardiovasc Interv,2017,10(12):e005840.

[18] Nickenig G, Weber M, Lurz P, et al. Transcatheter edge-to-edge repair for reduction of tricuspid regurgitation: 6-month outcomes of the TRILUMINATE single-arm study. Lancet, 2019, 394(10213): 2002-2011.

[19] Nickenig G, Weber M, Schueler R, et al. 6-Month outcomes of tricuspid valve reconstruction for patients with severe tricuspid regurgitation. J Am Coll Cardiol,2019,73(15):1905-1915.

[20] Nickenig G, Weber M, Schuler R, et al. Tricuspid valve repair with the Cardioband system: two-year outcomes of the multicentre, prospective TRI-REPAIR study. EuroIntervention, 2021, 16(15): e1264-e1271.

[21] Planer D, Beeri R, Danenberg H D. First-in-human transcatheter tricuspid valve repair: 30-day follow-up experience with the mistral device. JACC Cardiovasc Interv, 2020,13(18):2091-2096.

[22] Schofer J. Transcatheter interventions for tricuspid regurgitation: trialign and mitralign. EuroIntervention, 2016,12(Y):Y119-Y120.

[23] Taramasso M, Alessandrini H, Latib A, et al. Outcomes after current transcatheter tricuspid valve intervention: mid-term results from the international TriValve registry. JACC Cardiovasc Interv, 2019, 12(2): 155-165.

[24] Vahanian A, Beyersdorf F, Praz F, et al. 2021 ESC/EACTS Guidelines for the management of valvular heart disease. Eur Heart J, 2022, 43(7): 561-632.

[25] Webb J G, Chuang A M, Meier D, et al. Transcatheter tricuspid valve replacement with the EVOQUE system: 1-year outcomes of a multicenter, first-in-human experience. JACC Cardiovasc Interv, 2022, 15(5): 481-491.

[26] Wild M G, Lubos E, Cruz-Gonzalez I, et al. Early clinical experience with the TRICENTO bicaval valved stent for treatment of symptomatic severe tricuspid regurgitation: a multicenter registry. Circ Cardiovasc Interv,2022,15(3):e11302.

[27] Yang L, Chen H, Pan W, et al. Analyses for prevalence and outcome of tricuspid regurgitation in China: an echocardiography study of 134,874 patients. Cardiology, 2019,142(1):40-46.

[28] Zack C J, Fender E A, Chandrashekar P, et al. National trends and outcomes in isolated tricuspid valve surgery. J Am Coll Cardiol, 2017, 70(24): 2953-2960.

[29] 潘文志，龙愉良，周达新，等 . 2020 年经导管瓣膜治疗主要进展 . 中国胸心血管外科临床杂志，2021, 28(4): 371-375.

3

超声心动图在经导管三尖瓣介入治疗中的应用

三尖瓣反流（TR）是常见心脏瓣膜疾病之一。近年来，随着对 TR 的病理生理及其预后的认识不断深入，临床上对 TR 定量评价与恰当干预的方法进行了大量研究。在药物与传统外科治疗方法之外，TR 介入治疗开启了一种新的治疗方式。超声心动图是 TR 定性与定量评估的首选检查，亦是 TR 介入术中监测的主要手段。因此，理解超声心动图的图像对于顺利实施经导管三尖瓣介入手术有重要意义。同时，超声心动图所采集的三尖瓣影像学数据，也可进一步三维重建并进行 3D 打印，用于指导各类经导管三尖瓣介入治疗。

3.1 超声心动图评估三尖瓣

3.1.1 经胸超声心动图

由于三尖瓣位于心脏前部，因此经胸超声心动图（transthoracic echocardiography，TTE）能较好地显示三尖瓣的结构与功能。二维超声心动图是评估三尖瓣的首选检查，但由于三尖瓣解剖结构的高度变异性，即使在相同的二维超声切面，探头角度的改变也会影响对瓣膜位置的判断，因此目前所有判断前叶、隔叶、后叶的技巧或流程图均不能获得 100% 准确的结果。如果需要精准识别三尖瓣病变所累及的瓣膜，推荐应用三维超声心动图来帮助定位。常用的切面如下。

（1）胸骨旁右心室流入道长轴切面

显示右心室的前壁与下壁，显示冠状静脉窦开口时为前瓣与隔瓣，否则可能为前瓣与后瓣。该切面可用于显示右心房、右心室和三尖瓣（图 3.1）。

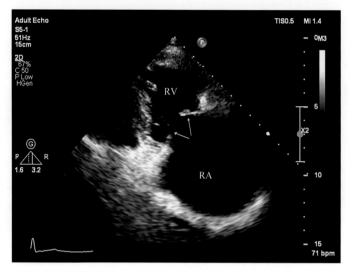

图 3.1　胸骨旁右心室流入道长轴切面的 TTE 图像（黄色箭头所指为三尖瓣）

RA—右心房；RV—右心室

（2）胸骨旁主动脉瓣水平短轴切面

　　探头上翘显示一片完整的瓣叶时为前瓣，逐步向下倾斜探头显示两片瓣叶时通常为前瓣与后瓣。若继续调整探头看到三片瓣叶时，从室间隔向游离壁分别显示隔瓣、前瓣和后瓣。该切面可用于显示左心房、房间隔、右心房、三尖瓣、右心室流出道及主动脉瓣（图 3.2）。

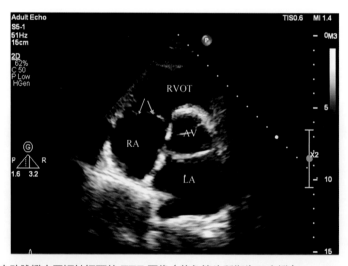

图 3.2　胸骨旁主动脉瓣水平短轴切面的 TTE 图像（黄色箭头所指为三尖瓣）

RA—右心房；RVOT—右心室流出道；LA—左心房；AV—主动脉瓣

（3）胸骨旁心尖四腔心切面

　　当探头上翘看到主动脉瓣时显示三尖瓣的隔瓣与前瓣，探头下压看到冠状静脉窦开口时显示三尖瓣的隔瓣与后瓣。该切面可用于显示左心房、左心室、右心房、右心室、三尖瓣、二尖瓣位金属瓣及房间隔和室间隔结构（图 3.3）。

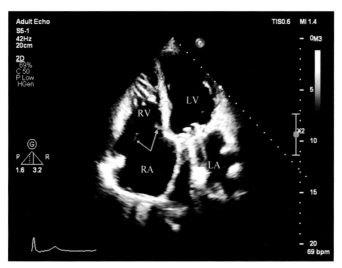

图 3.3　二尖瓣金属瓣置换术后患者胸骨旁心尖四腔心切面的 TTE 图像（黄色箭头所指为三尖瓣）

RA—右心房；RV—右心室；LA—左心房；LV—左心室

3.1.2　经食管超声心动图

经食管超声心动图（TEE）的探头距离三尖瓣较远，因此常需要调整手法来获取更为清晰的图像。但 TEE 在介入监测和即刻疗效评估中的作用无法完全用 TTE 来取代，尤其是在精准识别三尖瓣反流累及的瓣膜及最大缩流颈位置方面，也有着独特的优势。由于三尖瓣结构复杂，不同三尖瓣介入器械所需的工作切面亦不尽相同。因此，介入术中的工作切面应根据需要灵活选取，3D-TEE 三尖瓣外科视野切面和 X-plane 切面有助于术中超声医生与介入医生的沟通。常用的切面如下。

（1）食管中段四腔心切面

与 TTE 的四腔心切面相对应，在四腔心切面时三尖瓣通常显示隔瓣与前瓣，但有时也可能是隔瓣与后瓣。该切面可用于显示左心房、左心室、右心房、右心室、二尖瓣、三尖瓣及房间隔和室间隔结构（图 3.4）。

（2）食管中段主动脉瓣短轴切面

根据位置不同通常显示三个瓣叶或两个瓣叶，在瓣叶定位方面需要借助 3D 或采用 X-plane 双平面成像来帮助判断，当 X-plane 双平面成像取样线置于大动脉短轴三尖瓣瓣叶偏内侧交界区，相交切面显示三尖瓣前叶与隔叶；当 X-plane 双平面成像取样线置于大动脉短轴后瓣时，相交切面显示三尖瓣后叶与隔叶。该切面可用于显示左心房、房间隔、右心房、三尖瓣、右心室流出道及主动脉瓣（图 3.5）。

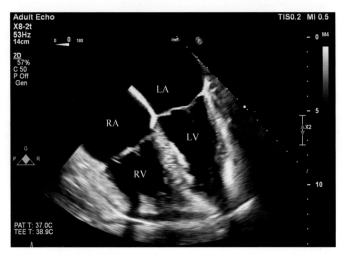

图 3.4　食管中段四腔心切面的 TEE 图像

RA—右心房；RV—右心室；LA—左心房；LV—左心室

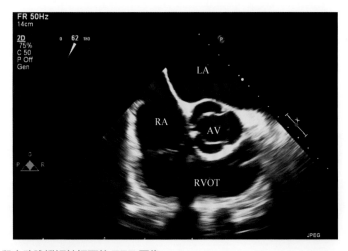

图 3.5　食管中段主动脉瓣短轴切面的 TEE 图像

RA—右心房；RVOT—右心室流出道；LA—左心房；AV—主动脉瓣

（3）食管下段四腔心切面

该切面可较好避开左心结构，减少主动脉瓣环或左心内人工瓣膜的声影对三尖瓣的影响，适合进行三维成像。该切面可避开左心结构的影响，用于显示右心房、右心室、三尖瓣（图 3.6）。

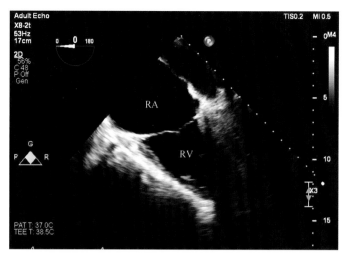

图 3.6　食管下段四腔心切面的 TEE 图像

RA—右心房；RV—右心室

（4）经胃底三尖瓣短轴切面

该切面需要将探头置于胃内获取，在该平面进行 X-plane 双平面成像，可以在二维切面上同时显示三尖瓣流入道（图 3.7）。获取短轴切面需通过手法调整探头前屈，并旋转角度和调节插入深度以获得最清晰的图像。

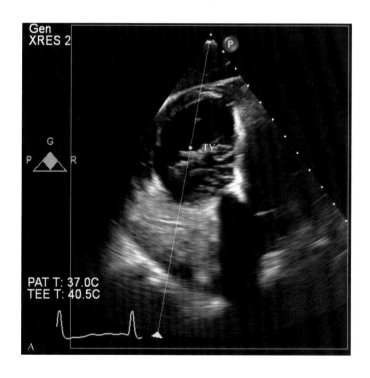

图 3.7

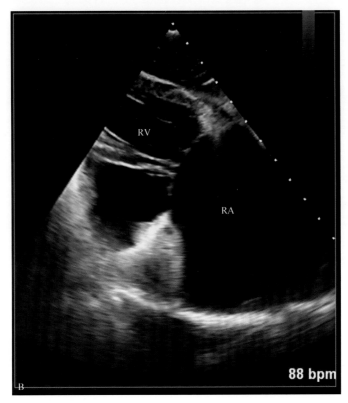

图 3.7   经胃底三尖瓣短轴切面的 TEE 图像

A. 获得三尖瓣三个瓣叶的图像；B. X-plane 成像可显示右心室流入道
TV—三尖瓣；RA—右心房；RV—右心室

3.2   三尖瓣反流的评估

三尖瓣病变中，三尖瓣反流较三尖瓣狭窄更为常见，造成三尖瓣反流的原因分为原发性与继发性。原发性三尖瓣反流通常存在瓣叶或者瓣器结构的问题，而继发性三尖瓣反流更常见，它是由三尖瓣结构功能障碍所致，常见于三尖瓣瓣环扩张、右心室压力或容量负荷增加、右心室扩大或功能障碍等，又称功能性三尖瓣反流。其中心房颤动所致三尖瓣反流多由三尖瓣瓣环扩张，瓣环平面受牵拉而变得扁平，面积相应增大，使三尖瓣关闭时瓣叶或腱索长度呈现相对不足，形成瓣叶间对合不良所致。此外，右心室纵向扩张、乳头肌移位与腱索过度牵拉，也可导致三尖瓣反流，常见于合并肺动脉高压的患者。术前超声心动图可用于判断反流机制，有助于介入治疗患者的筛选及器械的选择。除了判断反流的机制，术前还需要行超声评估三尖瓣反流的严重程度，评估的指标除了常用的反流束长度、面积外，还包括测量缩流颈等半定量方法，定量的方法主要包括 PISA 法和容量法。

3.2.1　缩流颈

缩流颈（vena contracta，VC）是指流体通过平面小孔后射流束流速最高处的等速面，对应解剖反流口远端流体截面积缩窄至最小时的位置（图 3.8），缩流颈宽度（vena contracta width，VCW）仅能作为半定量指标。基于 3D 超声的分析表明，三尖瓣反流的 VC 通常为椭圆形或星形，因此需通过选取两个垂直切面（右心室流入道切面和心尖四腔面）测量 VCW 的平均值来提高诊断准确性。而缩流颈面积（vena contracta area，VCA）应等于有效反流口面积（effective regurgitant orifice area，EROA）。

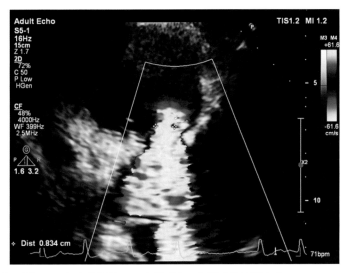

图 3.8　右心室流入道切面彩色多普勒显示三尖瓣反流，并测量缩流颈宽度

3.2.2　PISA 法

反流束的血流在通过反流口时形成速度逐渐递增的半球形的近端等速表面积（proximal isovelocity surface area，PISA）（图 3.9），利用这一现象可对反流量进行定量评价。通过测量半球半径，可计算半球面积，即 PISA 面积。将 PISA 面积乘以球面流速，则可以得到通过球面的瞬时流量，即通过有效反流口（effective regurgitant orifice，ERO）的流量，将该流量除以连续多普勒测得的反流峰值流速，即可得到 EROA。反流量也可根据 EROA 和反流束的速度时间积分值来计算。

3.2.3　容量法

在无心内分流及肺动脉瓣反流时，可通过计算三尖瓣前向血流量和右心室流出道前向血流量的差值得出三尖瓣反流量。其优点在于，在非全收缩期反流中不会发生高

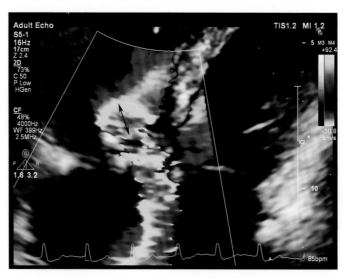

图 3.9　PISA 法显示反流束的血流通过反流口时形成半球形的近端等速表面积，可测量其半径（黑色箭头）

估的情况；同时该方法由于不依赖于反流束形态，在极端的偏心反流等其他定量方法受限的情况下仍然能够应用。

　　为了反映三尖瓣疾病进程，精准评估其严重程度及治疗效果，越来越多的研究倾向于将三尖瓣反流程度分为五级：轻度（1+）、中度（2+）、中重度（3+）、重度（4+）、极重度（5+），主要评估指标为缩流颈宽度及其面积（表 3.1）。

表 3.1　超声心动图评估三尖瓣反流严重程度分级指标

参数	1+	2+	3+	4+	5+
缩流颈宽度（双平面）	< 3mm	3 ~ 6.9mm	7 ~ 13mm	14 ~ 20mm	≥ 21mm
PISA 测得 EROA	< 20mm^2	20 ~ 39mm^2	40 ~ 59mm^2	60 ~ 79mm^2	≥ 80mm^2
3D 图像测得缩流颈面积 /EROA	—	—	75 ~ 94mm^2	95 ~ 114mm^2	≥ 115mm^2

　　注：引自 Hahn RT, et al. JACC Cardiovasc Imaging, 2019，12(3):469-490.

3.3　超声心动图在经导管三尖瓣反流介入术中的应用

　　超声心动图在三尖瓣反流介入治疗中有着极其重要的作用，主要包括术前评估和筛选、术中监测和引导、术后即刻评价及术后随访。术前超声心动图可分析三尖瓣反流的病因，评估反流的严重程度，判断患者是否适合行介入治疗；介入术中，TEE 用于监测手术的整个过程，协助判断器械的位置和血流动力学的变化，确保手术的安全性；术后即刻评估器械的稳定性，心脏形态和功能变化，有无残余三尖瓣反流及其严重程度，测量跨瓣压差等，对于出现的并发症可及时查找病因，协助对症处理。

3.3.1　经导管原位三尖瓣置换术（LuX–Valve 系统）

LuX-Valve 是一种自膨胀式牛心包组织瓣膜，适用于三尖瓣重度反流且不适合外科手术的高风险患者的治疗。其介入手术过程为：①经右心房途径（第二代产品为经颈内静脉途径）将器械送入右心室，超声引导保持其同轴性；②释放夹持件及室间隔侧的锚定装置，固定夹持件于三尖瓣的前瓣，超声需确定夹持件位于前瓣下并观察锚定键释放并贴合固定于室间隔；③逐步释放瓣膜并调整瓣膜至最合适位置，超声实时观察人工瓣架位置，评估反流的位置及程度；④释放瓣膜，固定室间隔侧的锚定键，超声观察锚定键位置，评估释放后瓣膜的位置及形态，判断瓣周反流的情况，测量跨瓣压差。此外，还应评估心功能、心包积液等情况（图 3.10 ～图 3.12）。

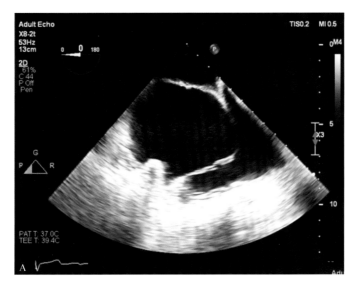

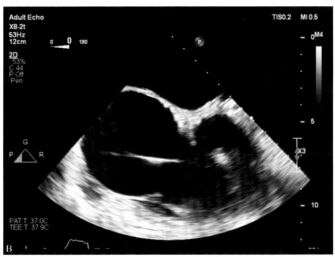

图 3.10

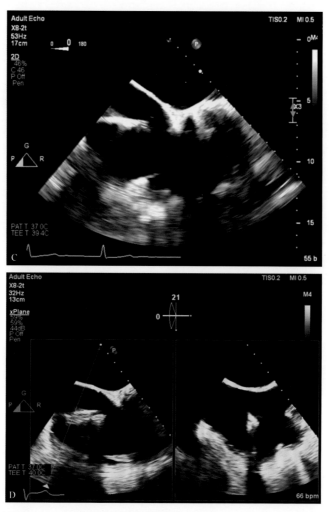

图 3.10　TEE 术中引导 LuX-Valve 输送系统定位

A. 定位右心房穿刺点；B. 超声实时观察导丝由穿刺点经右心房进入右心室；C. 输送鞘进入右心房；D. 超声实时引导输送系统在右心房内调整轴向

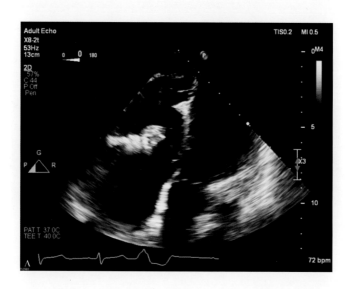

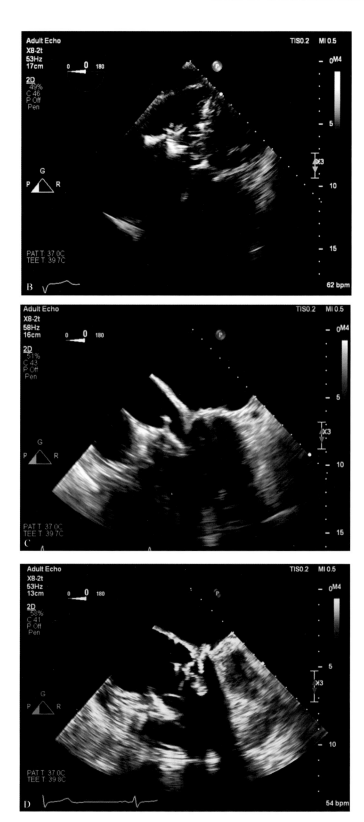

图 3.11　TEE 术中实时引导 LuX-Valve 释放

A. 超声监测释放室间隔锚定装置；B. 超声实时显示并判断夹持件于前瓣下释放；C. 超声实时监测人工瓣膜释放，判断其位置；D. 人工瓣膜完全释放，实时评估瓣膜支架位置及瓣膜动度

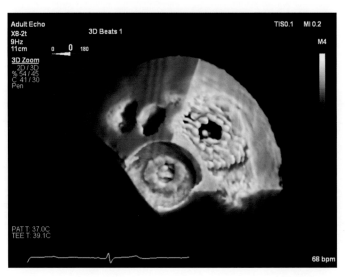

图 3.12   3D-TEE 显示二尖瓣金属瓣置换术后，LuX-Valve 置入后人工瓣膜位置正常

3.3.2   经导管三尖瓣"瓣中瓣"置换术（Priz-Valve 系统）

目前该球囊扩张瓣膜系统主要应用于治疗三尖瓣生物瓣置换 / 成形术后，再次发生三尖瓣重度反流，且二次传统外科换瓣手术风险为高危的患者。其手术主要过程为：①经股静脉入路，将导丝经由下腔静脉送入右心房后跨三尖瓣进入右心室，超声心动图观察导丝入路，避免缠绕三尖瓣瓣下结构；②交换以加硬导丝，沿导丝送入输送系统至三尖瓣瓣环位置，超声实时显示输送系统在心脏内的运动，判断其轴向和位置；③确定位置后可在快速起搏状态或非起搏状态下扩张球囊并释放瓣膜，超声可即刻评估人工瓣膜的位置及稳定性，同时观察血流动力学的改变（图 3.13，图 3.14）。

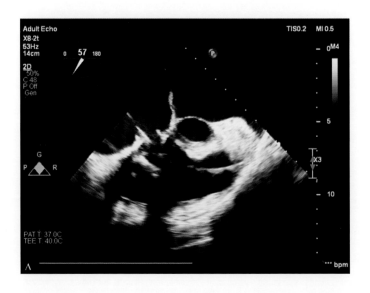

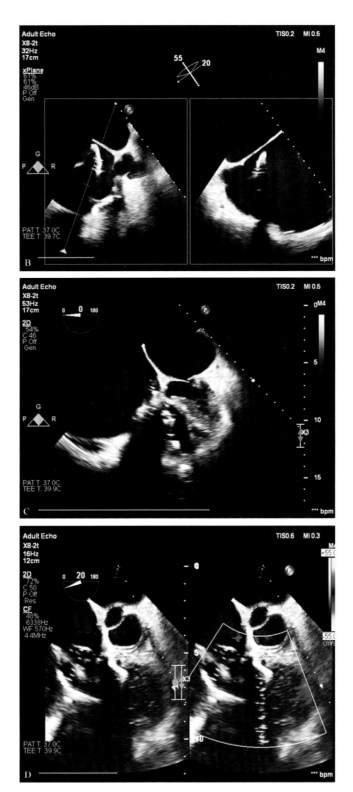

图 3.13　术中 TEE 实时监测并引导 Priz-Valve 瓣膜释放

A. 超声实时观察导丝由右心房跨衰败生物三尖瓣进入右心室；B. 超声实时判断输送系统在右心房内的位置，引导输送鞘尽量垂直于瓣环；C. 超声监测人工瓣膜位置，避免释放位置过高或过低；D. 超声实时显示球囊扩张人工瓣膜

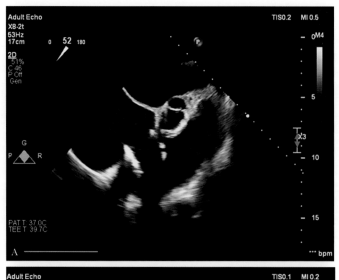

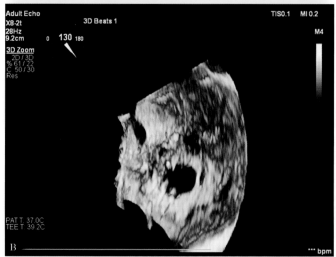

图 3.14　TEE 即刻评估 Priz-Valve 瓣膜释放后效果

A. 超声显示人工瓣膜位置正常，瓣叶动度良好；B. 3D 图像显示原衰败生物瓣内套入新置入的人工瓣膜

3.3.3　直接缝合瓣环成形装置（Trialign 系统）

　　Trialign 装置是一种经导管瓣环成形术系统，它参照外科 Kay's 手术方式，将三尖瓣后瓣环进行折叠，使三尖瓣呈二瓣化，从而减少三尖瓣反流。该系统采取经颈静脉入路，主要操作步骤为：①将可操纵导管及射频针输送至三尖瓣瓣环右心室面，超声实时定位导管及射频针的位置；②在后瓣环处两端（隔瓣、后瓣交界及前瓣、后瓣交界）由右心室向右心房穿孔并分别置入垫片，超声实时引导射频针位于瓣环正确的位置，定位穿刺点，测量穿刺深度并监测缝线的植入；③用专用闭合装置将两处垫片收紧、折叠，使后叶闭合，超声全程监测瓣环收紧状态，实时观察三尖瓣反流的变化（图 3.15～图 3.17），必要时可在前瓣环处再加一对垫片，以保证疗效。

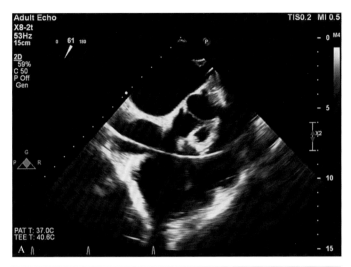

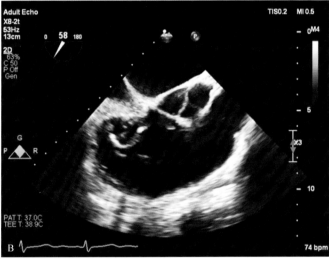

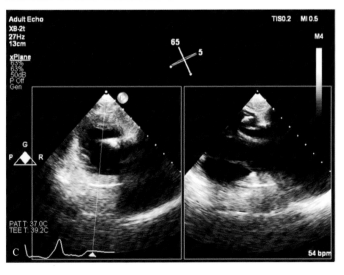

图 3.15

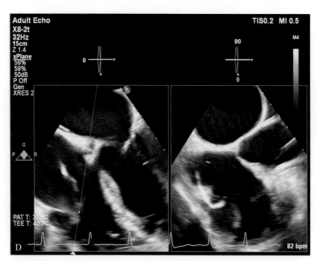

图 3.15　术中 TEE 实时监测并引导 Trialign 射频针于后瓣、隔瓣交界处瓣环内穿刺

A. 导丝经右心房进入右心室；B. 射频针尖端进入右心室，置于瓣环下；C. 双平面图像引导射频针位于后瓣、隔瓣交界处穿刺；D. 双平面观察缝线由右心室进入右心房

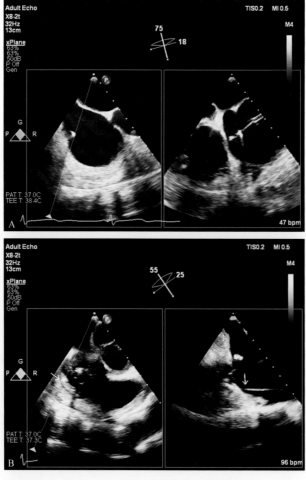

图 3.16　术中 TEE 实时监测并引导 Trialign 垫片释放及第二针穿刺

A. TEE 实时观测第一组垫片收拢；B. 第一组垫片植入后，第二针于前瓣、后瓣交界处穿刺（白色箭头）

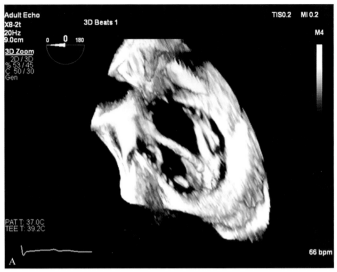

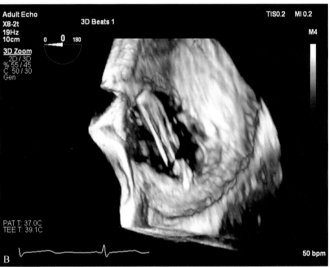

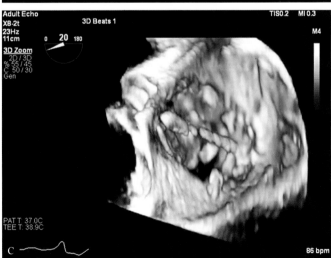

图 3.17

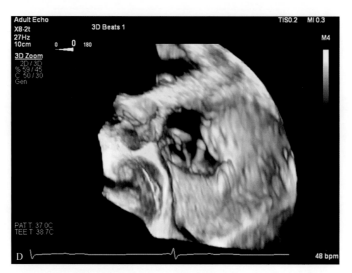

图 3.17　术中 3D-TEE 实时监测并引导 Trialign 术中器械操作

A. 3D 图像定位射频针于后瓣、隔瓣交界处瓣环下方；B. 第一组垫片收紧后释放；C. 3D 图像定位射频针第二次穿刺点于前瓣、后瓣交界处；D. 两组垫片收拢后使瓣环缩小，闭合后叶

　　综上，由于三尖瓣的解剖结构复杂，需要多种影像学方法来清晰显示其结构，进一步指导经导管三尖瓣介入治疗，超声心动图提供了一种简单且有效的影像学方法；同时，经导管三尖瓣介入治疗操作高度依赖于清晰、精准的影像学展示，超声心动图将在指导 TTVI 手术的精准治疗中发挥越来越重要的作用。

参考文献

[1] Bartko P E, Arfsten H, Frey M K, et al. Natural history of functional tricuspid regurgitation: implications of quantitative doppler assessment. JACC Cardiovasc Imaging, 2019, 12(3): 389-397.

[2] Chen B, Liu Y, Zuo W, et al. Three-dimensional transthoracic echocardiographic evaluation of tricuspid regurgitation severity using proximal isovelocity surface area: comparison with volumetric method. Cardiovasc Ultrasound, 2020, 18(1): 41.

[3] Hahn R T, Thomas J D, Khalique O K, et al. Imaging assessment of tricuspid regurgitation severity. JACC Cardiovasc Imaging, 2019, 12(3):469-490.

[4] Kebed K Y, Addetia K, Henry M, et al. Refining severe tricuspid regurgitation definition by echocardiography with a new outcomes-based "massive" grade. J Am Soc Echocardiogr, 2020, 33(9): 1087-1094.

[5] Liu Y, Chen B, Zhang Y, et al. Sources of variability in vena contracta area measurement for tricuspid regurgitation severity grading: comparison of technical settings and vendors. J Am Soc Echocardiogr, 2021, 34(3): 270-278.

[6] Muraru D, Hahn R T, Soliman O I, et al.3-dimensional echocardiography in imaging the tricuspid valve. JACC Cardiovasc Imaging, 2019, 12(3): 500-515.

[7] Hahn R T. State-of-the-Art Review of echocardiographic imaging in the evaluation and treatment of

functional tricuspid regurgitation. Circ Cardiovasc Imaging, 2016, 9(12): e005332.

[8] Yang L, Chen H, Pan W, et al. Analyses for prevalence and outcome of tricuspid regurgitation in China: an echocardiography study of 134, 874 patients．Cardiology, 2019, 142(1): 40-46.

[9] 中国医师协会超声医师分会心脏超声专业委员会 , 中国医师协会心血管病分会结构性心脏病专业委员会 . 三尖瓣反流介入治疗的超声心动图评价中国专家共识 (2021 版). 中华超声影像学杂志 , 2021,30(6): 461-471.

心脏 CTA 在三尖瓣疾病介入治疗中的应用

随着人们对三尖瓣病的关注度提高，以及经导管三尖瓣介入治疗技术及器材的快速发展，对右心进行影像解剖及功能评价的需求也快速增长。经胸超声心动图（TTE）一直是评价右心功能的一线成像方式，具有无辐射、时间分辨率高、非侵入性等优点，其缺点在于 TTE 可能会受到声窗、操作者依赖等限制。心脏磁共振（CMR）是目前评估右心的标准方法，但也受扫描时间长，不适用于幽闭恐惧症、植入起搏器等设备的患者的限制。CT 成像空间分辨率高，高端 CT 具有较好的时间分辨率，使得心脏的实时解剖和功能成像成为可能。作为目前唯一提供真实四维容积数据集的非侵入性成像方式，心脏计算机体层血管成像（CTA）已成为诊断三尖瓣疾病极有价值的术前成像方案之一。虽然 CT 检查的主要缺点在于电离辐射，但随着 CT 设备的进步，如光子探测器的应用，电离辐射剂量将大幅降低，将使 CT 的应用具有更好的前景。本章将讨论心脏 CTA 在三尖瓣参数测量、右心室功能评估以及辅助规划经导管三尖瓣介入治疗中的应用。

4.1 CTA 检查及图像后处理

三尖瓣 CTA 需要在 64 排或更高端的 CT 设备上进行。本节以使用西门子二代和三代双源 CT（SOMATOM Definition Flash，SOMATOM Force，Siemens Healthcare，Forchheim，德国）进行扫描为例。扫描范围从气管分叉处延伸到心尖处下方，保证覆盖整个心脏。采用回顾性心电门控技术，覆盖整个心动周期。为了获取高质量的右心图像，必须使右心房和右心室有足够且均匀的对比剂充盈。通常需要根据患者体重，以 4 ～ 6mL/s 的速率，静脉注射 60 ～ 100mL（1mL/kg）对比剂。

Bolus 跟踪软件监测右心室中的感兴趣区域，并在满足增强阈值时（100 ～ 150HU）触发扫描，扫描过程中患者根据语音提示屏气。四维容积数据采集时需要应用心电门控技术，覆盖整个心动周期，管电压采用 80 ～ 120kV，管电流 200 ～ 400mA，使用自动管电流调制技术，在 30% ～ 70% RR 间期采用全强度管电流，剩余时间应用 20% 全强度管电流进行扫描。扫描结束后，以 5% ～ 10% 为间隔进行重建，获得全心动周期的四维图像数据集。推荐的重建层厚为 0.6 ～ 0.75mm，层间距小于层厚。

　　重建后的图像数据传输至西门子 Syngo.via 工作站（Siemens, Forchheim, 德国）进行后处理及影像诊断。数据可导入 3Mensio（Pie Medical Imaging, 荷兰）、Circle Cardiovascular Imaging 42 软件（加拿大）等图像处理商业软件或开源图像平台 3D slicer（www.slicer.org）进行后处理，使用 SlicerHeart 模块进行三尖瓣结构分析。

4.2　正常三尖瓣 CT 影像学解剖

　　三尖瓣的 CT 影像学解剖大多为三个瓣叶，其瓣叶大小不等，分别为前叶、后叶、隔叶，常有 2 个瓣叶或 4 个瓣叶变异。前叶在径向上最长，面积较大，运动度也最大。后叶可以有多个分区，周径范围最短，约 10% 的后叶可能无法与前叶清楚地分开。隔叶径向最短，活动度最小，附着于室间隔膜部、肌部（图 4.1）。

　　三尖瓣瓣环为鞍形椭圆形结构，高点（远离心尖）位于室间隔膜周部隔叶附着处，低点（朝向心尖）位于后瓣与隔瓣交界区冠状静脉窦开口附近。瓣环面积在收

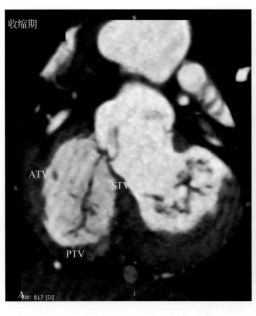
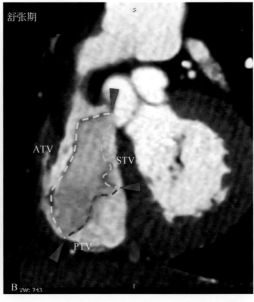

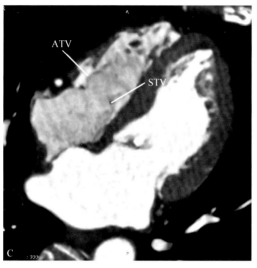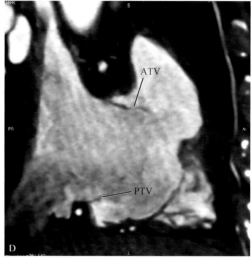

图 4.1　心脏 CT 多平面重建图像显示三尖瓣解剖

A. 收缩期三尖瓣短轴位图像显示瓣叶对合良好；B. 舒张期三尖瓣短轴位图像显示瓣叶开放，箭头显示瓣叶交界处；C. 四腔心图像显示三尖瓣前叶和隔叶；D. 二腔心图像显示三尖瓣前叶和后叶
ATV—三尖瓣前叶；STV—三尖瓣隔叶；PTV—三尖瓣后叶

缩期逐渐变小，在瓣叶打开后增加，在舒张中期达到最大值，在舒张晚期下降。在收缩期，三尖瓣瓣环逐渐变得更为椭圆，而在舒张期变得更圆，偏心比也更趋近于 1（图 4.2）。

　　三尖瓣瓣下结构由腱索和乳头肌组成。前乳头肌附着于右心室前壁，其腱索主要连于前叶，少数连于后叶；后乳头肌较小，起自下壁，其腱索主要连于后叶、隔叶；

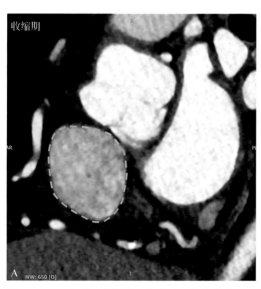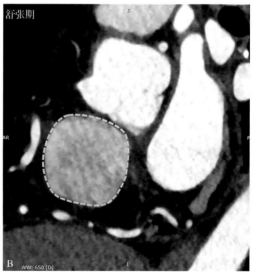

图 4.2　CT 评估三尖瓣瓣环在心动周期中的变化

A. 多平面重建收缩期三尖瓣瓣环短轴位图像；B. 舒张期三尖瓣瓣环短轴位图像

隔乳头肌变异较大，起自圆锥或室间隔，其腱索连接至前叶和隔叶，正常人群中部分人隔乳头肌缺如，腱索直接起自圆锥或室间隔。调节带位于右心室心尖部，连接室间隔和前乳头肌基部（图 4.3）。

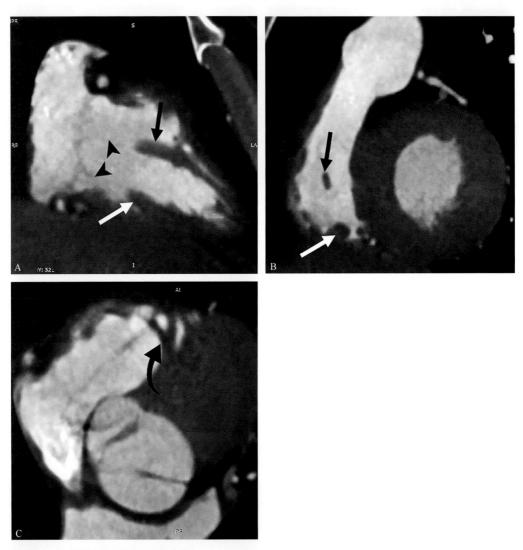

图 4.3　三尖瓣瓣下结构的 CTA 影像

A、B. 右心室二腔心视图和短轴位视图显示前乳头肌（黑色箭头）和后乳头肌（白色箭头），黑色燕尾箭头所示为腱索；C. 调节带（黑色弯箭头）位于右心室心尖部，连接室间隔与前乳头肌基部

4.3　CTA 在三尖瓣疾病经导管介入治疗中的应用

精确的术前和围手术期成像对于三尖瓣经导管介入治疗的成功具有重要作用。术前心脏 CTA 检查，获取高空间分辨率和时间分辨率的四维图像数据，能够为手术规

划提供相关右心系统的解剖及功能参数。

4.3.1　三尖瓣瓣环参数测量

三尖瓣瓣环的大小与反流程度密切相关，也影响经导管三尖瓣置换术或成形术的临床结果。了解三尖瓣瓣环的形态和动态变化有助于疾病诊断及手术的规划。

目前，常采用多平面重建（MPR）技术以显示正交的右心室二腔心和四腔心视图以及三尖瓣瓣环水平的短轴视图。在短轴位视图上，沿着三尖瓣附着处勾画瓣环轮廓，测量瓣环周长和面积以及前后径、间隔外侧径等参数（图 4.4）。

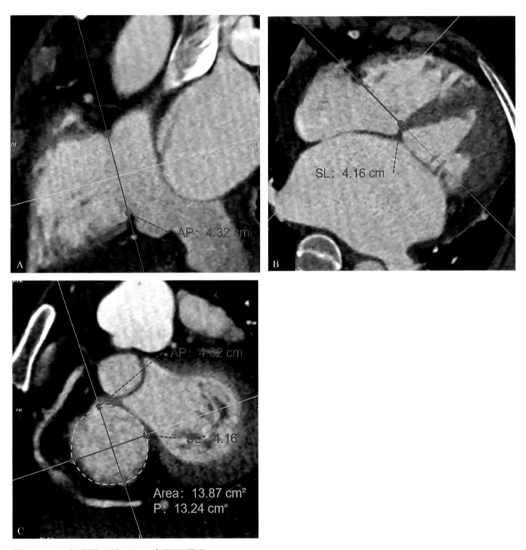

图 4.4　三尖瓣瓣环的 CTA 多平面重建

A、B. 多平面重建右心室二腔心和四腔心平面，对齐三尖瓣瓣叶附着处；C. 三尖瓣瓣环的短轴位视图，勾画瓣环轮廓，测量瓣环面积、周径；在间隔 - 外侧方向上测量间隔外侧径（SL），与四腔平面上的间隔外侧径一致；垂直于间隔外侧径测量前后径（AP）

　　考虑到三尖瓣瓣环随心动周期动态变化，推荐在收缩末期和舒张中期进行测量。使用 MPR 方法，相当于将瓣环投影到单个横截面上进行测量，往往会忽略瓣环的三维马鞍形结构，从而可能造成系统性误差。瓣环三维重建技术在测量瓣环时考虑了其立体的形态特征，可以得到更准确的解剖学评价。已有 3Mensio、Circle Cardiovascular Imaging 42 等多款三维后处理软件，通过特定的流程沿瓣叶附着处半自动勾画、分割瓣环，显示三维立体瓣环模型（图 4.5），测量瓣环最小二乘平面投影的面积、周长、间隔外侧径以及前后径等重要三尖瓣解剖学参数。

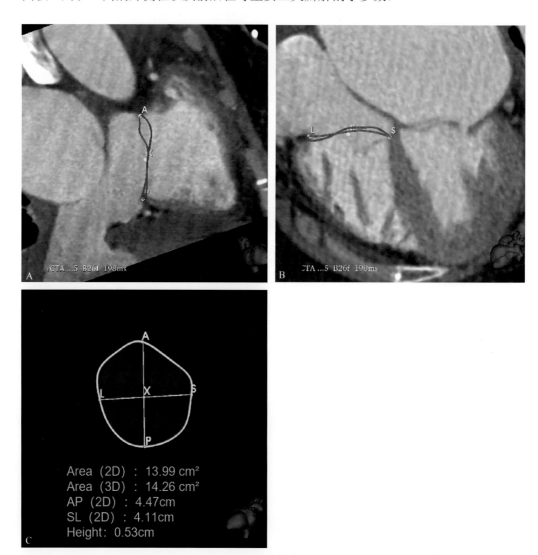

图 4.5　应用 3D slicer 中的 SlicerHeart 模块进行三尖瓣瓣环三维半自动评价

A、B. 半自动方法勾画的三维瓣环在二腔心与四腔心平面的投影，在四腔心平面设置间隔外侧径的标识点，在二腔心平面设置前后径的标识点；C. 三维瓣环模型及部分测量参数，在最小二乘投影平面（浅黄色平面）上测量 2D 面积与径线

4.3.2　三尖瓣反流解剖学评价及严重程度量化

（1）测量解剖反流口面积

选择右心室容积较小、三尖瓣反流口最大的收缩期图像，多平面重建二腔心和四腔心视图，获得三尖瓣反流口的短轴位视图，沿着三尖瓣瓣叶尖端勾画反流口轮廓，测量其面积（图 4.6）。

（2）量化评价右心室功能及反流量

右心室功能评价常采用四维容积数据，评价软件通过自动追踪右心室心内膜面，辅以手动校正，分割右心室心腔，计算舒张末期容积、收缩末期容积、每搏输出量，以及射血分数等指标（图 4.7）。CTA 无法直接测量反流量，但是在没有明显的心内分

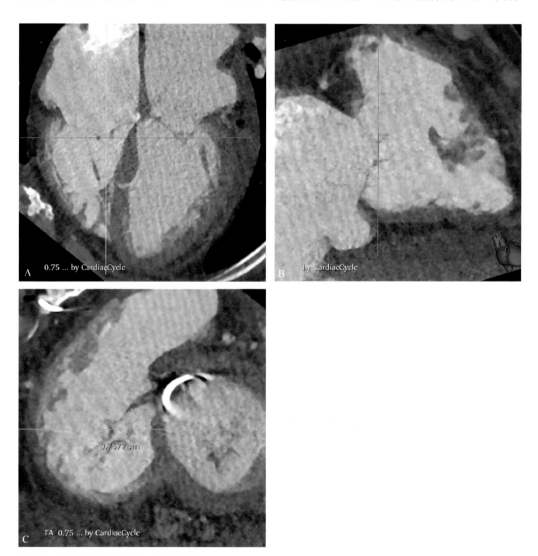

图 4.6　CT 评估解剖反流口面积测量

A、B. 在收缩期多平面重建四腔心及二腔心视图，获得短轴位视图；C. 短轴位视图对齐瓣叶尖端处，勾画瓣叶尖端轮廓，即为解剖反流口（橘粉色闭环曲线所示）

流和其他瓣膜反流的情况下，可以通过计算右心室每搏输出量和左心室每搏输出量的差值来计算三尖瓣反流量。虽然 CMR 是左、右心室心功能评价的金标准，但与 CMR 相比，CT 对心室功能的评价仍具有可比性。

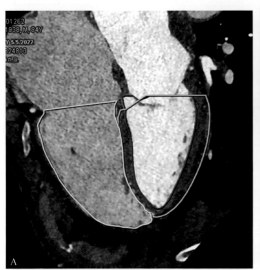
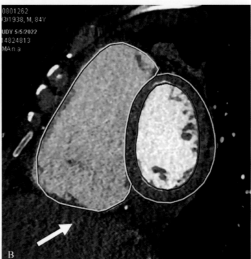
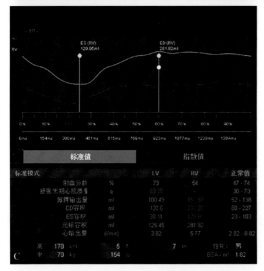

图 4.7　CT 评估右心室、左心室功能

A、B. 软件自动追踪右心室（黄色实线）、左心室（红色实线）内膜面边界，测量右心室、左心室功能；C. 右心室与左心室容积动态变化曲线及计算的心功能参数

RV—右心室；LV—左心室；ES—收缩末期；ED—舒张末期

（3）评估瓣叶栓系程度

　　CT 还可以用于评估瓣叶栓系程度，在收缩中期测量瓣叶栓系高度、角度和面积（图 4.8）。栓系高度为瓣叶对合处到瓣环平面的距离。栓系面积为瓣叶与瓣环平面之间的面积。栓系程度与三尖瓣反流的严重程度以及患者预后相关。

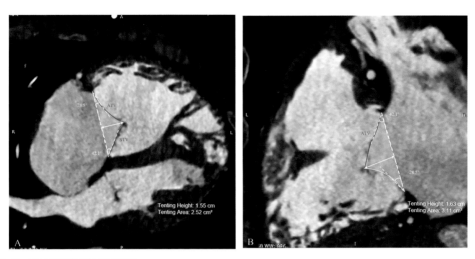

图 4.8　CT 评估瓣叶栓系程度

A. 在右心室四腔心视图中，测量栓系高度（瓣叶对合处与瓣环平面的距离，白色双箭头），前叶（红色）和隔叶（蓝色）角度以及栓系面积（浅蓝色）；B. 在右心室二腔心视图中评估后叶（黄色）角度以及栓系面积（浅蓝色）、栓系高度（白色双箭头）

ATV—三尖瓣前叶；STV—三尖瓣隔叶；PTV—三尖瓣后叶

4.3.3　三尖瓣环相关解剖学参数的测量

（1）右冠状动脉

右冠状动脉（right coronary artery，RCA）在右心房室间沟走行，评价其与三尖瓣瓣环的空间关系的信息，有助于预防经导管三尖瓣手术期间 RCA 的损伤。在舒张中期多平面重建二腔心、四腔心、短轴位图像以及容积重建图像，用于评估 RCA 相对于三尖瓣瓣环的关系（图 4.9，图 4.10）。

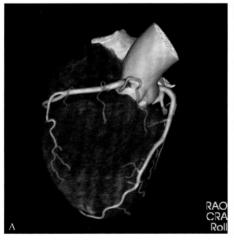
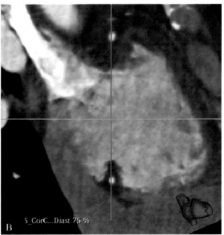

图 4.9

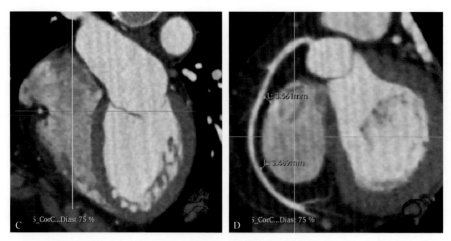

图 4.9　多平面重建评估右冠状动脉（RCA）和三尖瓣瓣环之间的距离（一）

A. 容积重建图像显示右冠状动脉（RCA）和三尖瓣瓣环处于同等平面；B ～ D. 对齐右心室长轴二腔心和四腔心视图，显示三尖瓣瓣环短轴位视图，RCA 完全绕瓣环外周走行，在前叶、后叶附着处测量 RCA 到瓣环的距离

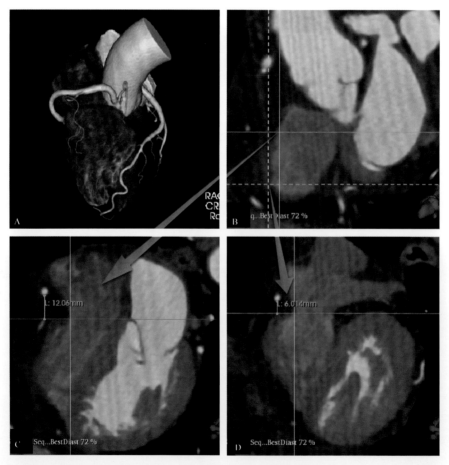

图 4.10　多平面重建评估右冠状动脉（RCA）和三尖瓣瓣环之间的距离（二）

A. 容积重建图像显示右冠状动脉（RCA）和三尖瓣瓣环不处于同等平面；B. 三尖瓣瓣环平面；C. 在四腔心视图测量前叶附着处与 RCA 的距离；D. 在四腔心视图测量后叶附着处与 RCA 的距离

三维的瓣环和 RCA 的距离测量更接近其实际的相对关系。使用软件（3D slicer）勾画三维瓣环和 RCA，通过 Python 解释器执行定制的脚本，自动创建系列瓣环与 RCA 距离的径线并计算其距离（图 4.11）。

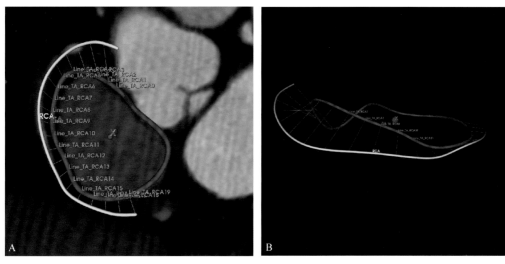

图 4.11　3D slicer 软件评估右冠状动脉（RCA）和三尖瓣瓣环的三维空间距离

A、B. 三尖瓣瓣环与 RCA 模型正面观与侧面观图像，通过软件（3D slicer）自动生成系列 RCA 到瓣环的距离径线

（2）腔静脉

评估腔静脉尺寸以及右心房和下腔静脉交界处至第一肝静脉的距离是评价腔静脉瓣膜置入的重要参数。在舒张中期测量右心房 - 下腔静脉交界处及第一支肝静脉水平下腔静脉尺寸（图 4.12），同时需要测量两个平面之间的距离。对于经颈内静脉入路的 TTVI 技术和器械设计，则更需要关注上腔静脉的走行和内径，上腔静脉与右心房和三尖瓣瓣环平面夹角的参数测量和三维重建。

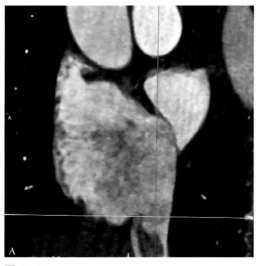
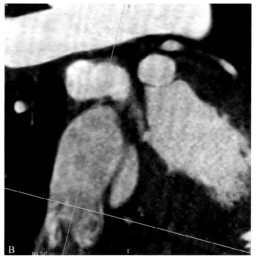

图 4.12

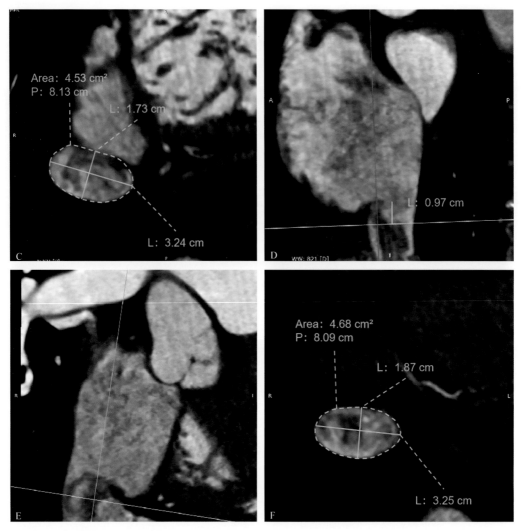

图 4.12　下腔静脉的 CT 评价

A ~ C. 多平面重建下腔静脉 - 右心房入口处平面，测量面积、长径、短径；D ~ F. 多平面重建下腔静脉第一支肝静脉平面，测量面积、长径、短径，测量下腔静脉 - 右心房入口平面到第一支肝静脉的平面距离

4.4　小结

　　经导管三尖瓣介入治疗是结构性心脏病介入治疗的一个新兴领域。随着 CT 设备和技术的发展和进步，心脏 CTA 检查具备足够的空间分辨率和时间分辨率获得四维容积数据，以用于精确测量三尖瓣瓣环尺寸，评估邻近结构；同时也可用于右心功能评价，以辅助规划经导管三尖瓣介入治疗。

参考文献

[1] Uppal S, Laurie B, Michael B, et al. Computed tomography assessment of the tricuspid valve and the right heart. Cham: Springer International Publishing, 2022: 93-110.

[2] Hell M M, Tilman E, Felix K, et al. Computed tomography imaging needs for novel transcatheter tricuspid valve repair and replacement therapies. European Heart Journal - Cardiovascular Imaging, 2021, 22(6): 601-610.

[3] Rosendael P-J van, Kamperidis V, Kong W-K, et al. Computed tomography for planning transcatheter tricuspid valve therapy. Eur Heart J, 2017, 38(9): 665-674.

[4] Ahn Y, Hyun-Jung K, Joon-Won K, et al. Tricuspid valve imaging and right ventricular function analysis using cardiac CT and MRI. Korean Journal of Radiology, 2021, 22(12): 1946.

[5] Rosendael P J V, Emer J, Spyridon K, et al. Tricuspid valve remodelling in functional tricuspid regurgitation: multidetector row computed tomography insights. European heart journal cardiovascular Imaging, 2016, 17(1), 96-105.

[6] Cammalleri V, Myriam C, Maria-Caterina B, et al. Transcatheter tricuspid valve therapy: from anatomy to intervention. Frontiers in Cardiovascular Medicine, 2021, 18, 8: 778445.

[7] Hahn R T, Thomas J D, Khalique O K, et al. Imaging assessment of tricuspid regurgitation severity. JACC Cardiovasc Imaging, 2019, 12(3): 469-490.

[8] Fedorov A, Beichel R, Kalpathy-Cramer J, et al. 3D Slicer as an image computing platform for the Quantitative Imaging Network. Magn Reson Imaging, 2012, 30(9): 1323-1341.

[9] Scanlan A B, Nguyen A V, Ilina A, et al. Comparison of 3D echocardiogram -derived 3D printed valve models to molded models for simulated repair of pediatric atrioventricular valves. Pediatr Cardiol, 2018, 39(3): 538-547.

第 5 章

三尖瓣的数字化建模及 3D 打印方法

随着 3D 打印技术与经导管介入治疗技术的不断交叉，相关应用也日渐成熟。利用 3D 打印的心脏模型进行体外模拟，可提供更多通过传统影像学检查难以获取的丰富信息。近年来三尖瓣的数字化建模及 3D 打印方法取得了实质性的进展和突破，已成为经导管三尖瓣介入治疗评估的重要方法和手段。

5.1 三尖瓣解剖影像数据的获取

目前，三尖瓣解剖模型 3D 打印的影像数据源主要包括计算机体层血管成像（CTA）、超声心动图和心脏磁共振（CMR）等，影像数据采集后，均以医学影像和相关信息的国际标准格式即医学数字成像和通信（digital imaging and communications in medicine，DICOM）格式进行保存。

5.1.1 计算机体层血管成像

计算机体层血管成像（CTA）是目前临床上比较常用的 3D 打印影像数据源。与超声心动图相比，CTA 的优势在于管腔和心肌的对比度较高，能够较好地对血管管腔及冠状动脉等不同血管结构进行成像；与磁共振成像相比，CTA 空间分辨率更高、成像时间更短、获取途径也更简单。其缺点在于：①对软组织分辨率较低，无法清楚显示神经、软骨与其他软组织的解剖关系，特别是三尖瓣的瓣下结构，比如三尖瓣前叶和后叶的延伸段、腱索、乳头肌等；②需要使用对比剂并暴露于电离辐射之中，对于某些特殊患者如对比剂过敏者或儿童、妊娠妇女等，其应用往往受限。

5.1.2　超声心动图

超声心动图是利用超声的特殊物理学特性，检查心脏和大血管的解剖结构及功能状态的一种首选无创性技术。近年来三维超声心动图技术不断发展，已经被广泛应用到包括先天性心脏结构异常、房室瓣膜疾病和复杂血管畸形等疾病的诊疗过程中。三维超声心动图与彩色多普勒的结合使用在评估腔室尺寸、体积、节段和全局功能、瓣膜形态和瓣膜功能时的优点也已经被广泛认可。同时，经食管超声心动图（TEE）可以捕捉到快速移动的三尖瓣瓣叶和乳头肌影像，经过专业的三维重建可用于进一步评估三尖瓣的瓣下结构。实时的三维超声心动图主要利用色阶变化创建纵深感辅助医师进行空间想象，其所展现的图像本质上仍然是二维平面的。基于三维超声心动图的 3D 打印实体模型可以更为直观地显示心脏的局部细节解剖结构。源自超声心动图数据的 DICOM 格式文件，通过专业软件转换，也可以用于三维重建及 3D 打印，其优势在于能够清晰显示细节解剖结构的动态变化。

5.1.3　心脏磁共振

心脏磁共振（CMR）是指用磁共振成像技术诊断心脏及大血管疾病的方法。磁共振成像是一种无电离辐射的检查方法，具有多平面、多参数、多序列成像以及软组织分辨率较高等优点。随着心脏磁共振技术的发展，CMR 在心脏功能评估方面具有独特优势，可获得心血管形态、功能、心肌灌注及活性等信息。但是 CMR 存在以下局限性：体内有铁磁性植入物、心脏起搏器的患者无法进行心脏磁共振检查；磁共振图像采集为各向同性体素扫描，扫描时间长，容易出现与患者运动相关的伪影，不利于三尖瓣及瓣下结构的分析和评估；三维数据导出重建较为困难；检查费用昂贵等。

5.2　三尖瓣解剖的 3D 建模

基于 CTA 等影像来源的 DICOM 格式影像数据资源被收集后，需要借助专业的计算机软件来完成模型重建及后处理工作，目前最常用的是 Materialise（比利时鲁汶）公司的软件 Mimics。Mimics 是一款基于 Windows 操作系统的商业软件，具有手动及自动心脏结构图像分割能力，可通过对二维图像进行三维重建获得个体化的三维模型。在三维重建后使用计算机辅助设计软件（3-Matic、Magics、Geomagic Studio 等）对三维模型进行修复、平滑等后处理后重新导入到 Mimics 软件中和原始图像进行比对，确认三维图像的准确性，为下一步 3D 打印做准备。下面以 Mimics 软件为例，介绍三尖瓣解剖的 3D 建模。

5.2.1　初始图像准备

　　Mimics 软件操作界面有 3 个主要的图像显示窗口（图 5.1），分别显示 3 个正交断面（冠状面、横断面、矢状面）的连续断层图像信息。

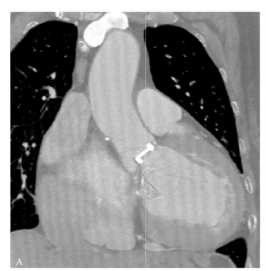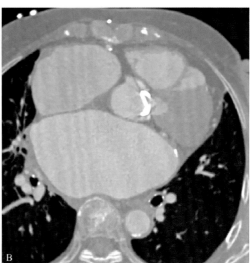
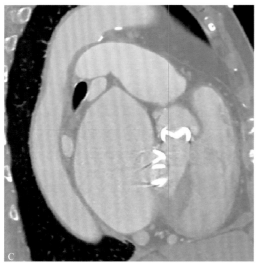

图 5.1　Mimics 软件正交断面显示患者三尖瓣 CTA 图像

A. 冠状面；B. 横断面；C. 矢状面

　　将原始 DICOM 数据导入到 Mimics 软件，根据三尖瓣病变类型，观察右心房、右心室冠状面不同心动周期图像（图 5.2），选择最佳的图像序列。

　　利用软件中交互式多平面重建成像功能，根据实际需要对三个正交断面（冠状面、横断面、矢状面）的位置进行任意调整（图 5.3），更加清晰地显示三尖瓣病变的图像。

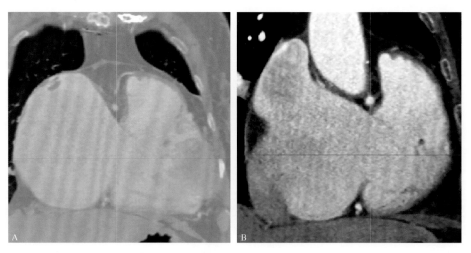

图 5.2 Mimics 软件显示三尖瓣不同心动周期图像

A. 舒张期；B. 收缩期

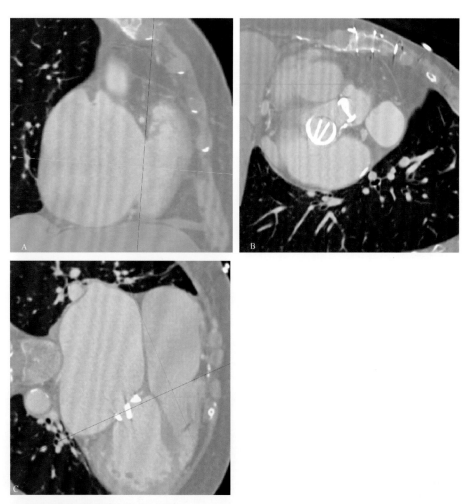

图 5.3 正交断面位置调整后的图像显示

A. 冠状面；B. 横断面；C. 矢状面

5.2.2 图像分割及三维重建

根据 DICOM 图像中不同组织阈值（HU）或灰度值的差异，采用阈值分割功能对组织进行区分并提取心血管结构。其中具体操作包括：确定兴趣区域（region of interest, ROI）的阈值上下限，基于阈值对图像中 ROI 进行初步分割，使用区域增长等技术手段对与 ROI 阈值重叠的无关组织进行再次分割，最终获得三尖瓣解剖图像，并在三维影像区预览编辑，模型检查无误后可导出为标准三角语言（STL）格式文件。

（1）图像分割

将 ROI 与背景分离并从整个图像中提取出目标的处理过程称之为图像的分割（segmentation），图像分割的实质是将一幅图像分成几幅子图像。

首先，使用测量工具确定三尖瓣的 HU 值范围并以该区域的 HU 值上下限作为阈值进行初步分割，排除影像中骨骼等与三尖瓣相关结构密度差异较大的其他组织；其次，使用区域增长功能去除影像中软骨、胸腺等与三尖瓣结构密度相近但空间上彼此不相连的组织；最后利用手动分割的方法去除与三尖瓣相连的无关组织，得到完整而独立的三尖瓣分割结果（图 5.4）。

（2）三维重建

医学图像的三维重建是指运用计算机图形学和图像处理技术，将人体断层二维图像序列在计算机中重建成三维图像，并在屏幕上显示人体器官的立体视图。通过人机交互，可以对重建出的三维图像进行各种操作，诸如不同方位的视图、解剖组织各种几何尺寸的测量和空间定位等。Mimics 对经过阈值分割以及区域增长处理后的 CT 图像进行曲面拟合等计算，获得初步的三尖瓣三维模型（图 5.5）。

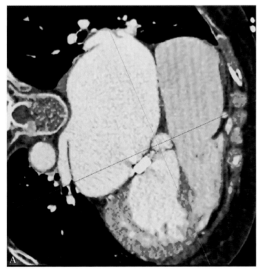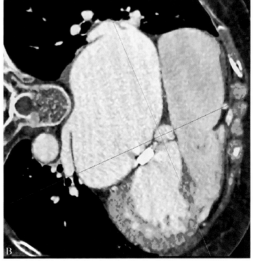

图 5.4

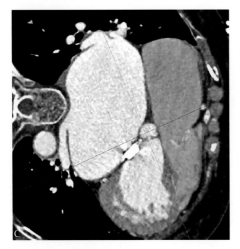

图 5.4　冠状面下阈值分割操作

A. 阈值设定；B. 区域增长；C. 手动分割

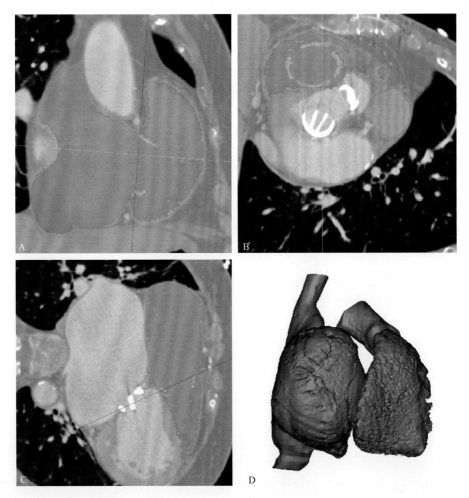

图 5.5　三尖瓣解剖图像的三维重建

A. 三尖瓣解剖冠状面二维图像；B. 三尖瓣解剖横断面二维图像；C. 三尖瓣解剖矢状面二维图像；D. 三尖瓣解剖的三维重建图像

（3）数据输出

将三尖瓣解剖的三维图像以 3D 数字模型的形式通过 STL 格式文件导出。STL 是用三角形网格来表示 3D 模型的一种文件格式，具有三维模型的属性，但仅仅包含三维模型的几何形状，而不包含有关颜色和纹理信息，已经作为一种"标准三角语言"被广泛用于 3D 打印。

5.2.3　三维模型后处理

导出的三维模型虽然理论上可以用于 3D 打印，但是模型本身往往存在许多缺陷，比如网格的不连续和自相交、网格面法向的错误、模型表面不封闭等，这些缺陷不仅极易导致模型 3D 打印失败，严重的还会造成设备故障。因此在 3D 打印前必须结合实际需要和 3D 打印技术特点，使用计算机辅助设计软件（3-Matic、Magics、Geomagic Studio 等）对三维模型进行进一步后处理，优化模型结构。

下面以 Geomagic Studio 软件为例简单介绍三维模型的后处理过程。

（1）数据导入

将 Mimics 生成的 STL 文件导入 Geomagic Studio 软件，如果 STL 文件包含的三角面数量超过了软件的默认值，软件会对三角面数量进行压缩，导致模型显示不完整。出现类似情况需把采样率设置成 100% 后重新导入 STL 文件，就能够获得完整的三维模型图像（图 5.6）。

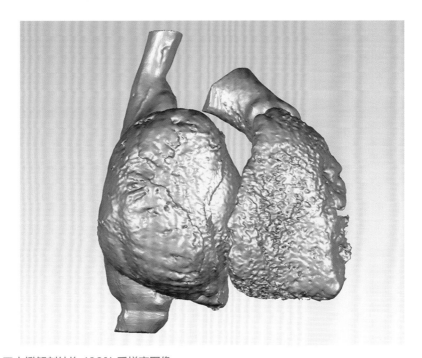

图 5.6　三尖瓣解剖结构 100% 采样率图像

（2）模型裁剪

首先通过旋转模型，仔细观察三尖瓣解剖区域，找到右心室内乳头肌的三个最低点，建立平面，此处规定右心室心尖部位于平面下方；三尖瓣及瓣下解剖结构区域位于平面上方；其后根据具体需求调整平面的上下距离并进行裁剪，得到满足于临床要求的三尖瓣解剖模型（图 5.7）。

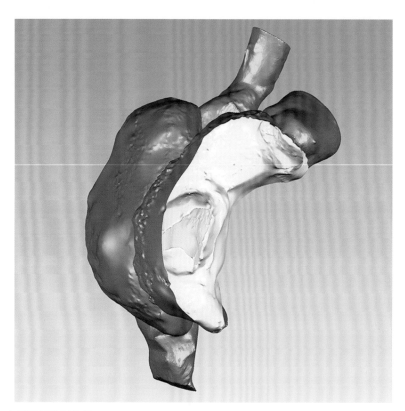

图 5.7　三尖瓣解剖模型裁剪

（3）模型修复

由于前述基于影像的三维重建结果中可能存在相邻组织之间灰度值出现重叠导致边界不连续、自相交等拓扑缺陷，在后处理过程中需要根据三尖瓣的解剖结构，利用软件功能采用光滑、修补和抽壳等方法对模型进行修复，创建出既符合解剖学形态又满足 3D 打印要求的三尖瓣数字模型（图 5.8）。

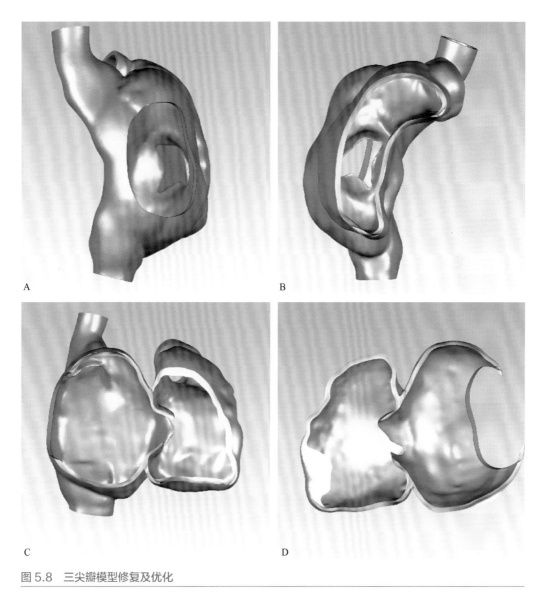

图 5.8　三尖瓣模型修复及优化

A. 右心房面观内部形态；B. 右心室面观内部形态；C. 长轴右侧观内部形态；D. 长轴左侧观外部形态

5.3　三尖瓣模型的 3D 打印技术

　　近年来，3D 打印技术和材料不断发展，可以用于三尖瓣模型的 3D 打印技术及材料亦不断更新。根据打印原理进行划分，三尖瓣模型的 3D 打印的主要手段包括光固化成型（stereo lithography appearance，SLA）和材料喷射成型（material jetting，MJ）；

根据打印材料性能则主要可分为软质材料打印和硬质材料打印。通常，硬质材料打印的三尖瓣模型常用来进行空间结构展示、器械操作练习和手术过程模拟；如果需要对三尖瓣在不同外力环境下的结构形态变化进行评估，选择柔性软质材料进行 3D 打印是更优的方法。在进行 3D 打印前，应根据模型的性质和预期的应用场景，选择合适的材料和方法进行打印。

5.3.1 光固化成型技术

光固化成型（SLA）技术是最早出现也是目前最为成熟的 3D 打印技术，其以光敏树脂作为打印材料，使用特定波长的激光直接扫描打印区域，诱发树脂交联固化。用于光固化成型的材料为液态光固化树脂，主要包括低聚物、反应性稀释剂及光引发剂。根据光固化树脂参加光固化交联过程中的反应机理，可以把光固化树脂分为自由基型光固化树脂、阳离子型光固化树脂及混杂型光固化树脂。

随着材料科学的不断发展，目前已经可以实现高透明度材料的光固化成型。该技术利用液态光敏树脂在紫外激光束照射下快速固化的特性，逐层固化液态光敏树脂直至模型打印完成（图 5.9），高透明度的三尖瓣模型可以展现复杂的心腔内结构，利于手术的模拟和演示。高透明度材料光固化成型技术的优点包括：①精度高，可确保尺寸误差在 0.1mm 以内；②容易实现高透光率的物理表面；③成型分辨率高，能构建复杂结构及特征；④成型快。然而，光固化成型技术的缺点主要有：①设备维护复杂，运行成本高；②支撑不易去除，只有通过高强度打磨才能获得光滑平整的表面质量；③可选择材料有限，必须是光敏树脂。

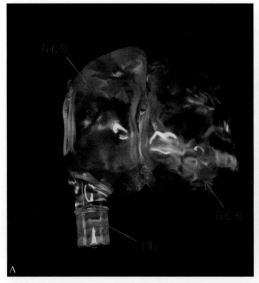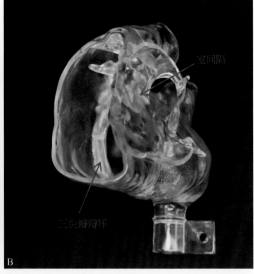

图 5.9　SLA 技术 3D 打印的高透明度材料三尖瓣模型

A. 模型外部形态；B. 模型内部形态

5.3.2　材料喷射成型技术

材料喷射成型（MJ）是一种将光敏树脂液滴选择性地喷射在构建平台上以制作3D模型的技术。MJ通过使用多组喷头较好地解决了传统SLA面临的多材料、多颜色3D打印难题。材料喷射成型的打印喷头类似于喷墨打印，以超薄层的状态（厚度最小可达0.016mm）将不同颜色的多种光敏树脂材料喷射在同一平面，利用材料和颜色的混合实现多材料全彩3D打印。

使用该技术打印软质的三尖瓣模型，用来进行外科手术的模拟操作，辅助临床手术进行术前评估，同时全彩色的三尖瓣模型也可作为示范工具，应用于临床教学、培训及患者教育等方面（图5.10）。

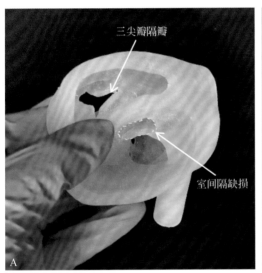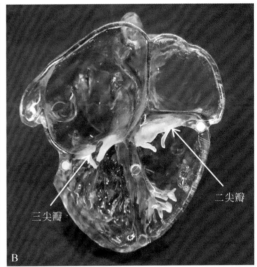

图 5.10　MJ 技术打印的彩色软硬混合三尖瓣模型

A. 软质三尖瓣模型；B. 彩色三尖瓣模型

材料喷射成型技术的优点：①打印精度高，可提供高达0.016mm的层分辨率和36万色真彩色；②成型过程无污染，适合于办公室环境；③打印快，无须二次固化；④可选择原材料品种多样，有无限种组合可能；⑤支撑材料易去除。材料喷射成型技术的缺点：①原材料成本相对较高；②缺少统一的多材料3D打印性能评价标准体系和设计参数；③设备昂贵，运行成本高，维护复杂。

5.3.3 其他技术

其他可用于三尖瓣模型的 3D 打印技术主要包括熔融沉积成型技术及选择性激光烧结技术等，目前应用较少。

5.4 三尖瓣 3D 打印模型后处理方法

尽管 3D 打印有着效率高、速度快、可靠性高等优点，但几何性缺陷以及粗糙的表面依然是 3D 打印过程中不可避免的问题。现有的 3D 打印技术在完成打印后，都需要采用去除支撑、清洗残料、深度清理、烘烤干燥等工艺对模型进行后处理，以满足相关需求。使用材料喷射成型技术打印的三尖瓣模型后处理流程，包括手工去除支撑材料、清洗、恒温干燥箱进行干燥处理、清理掉干燥后脱落的残余支撑等系列环节（图 5.11）。

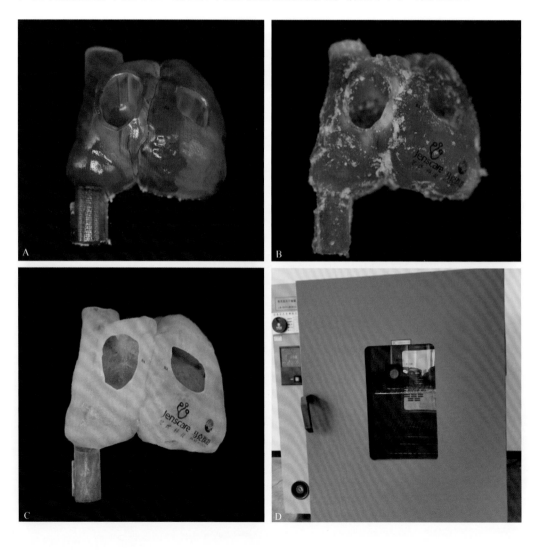

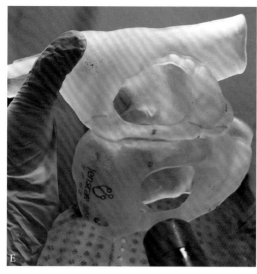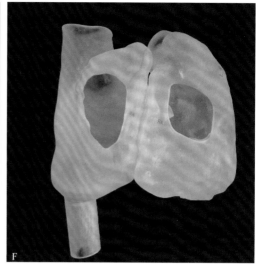

图 5.11　三尖瓣 3D 打印模型的后处理过程

A. 被支撑材料包裹的模型；B. 手工去除支撑材料的模型；C. 清洗后的模型；D. 将模型放入恒温干燥箱进行干燥处理；E. 利用高压空气清理掉干燥后脱落的残余支撑；F. 获得满足临床要求的模型

5.5　定制化 3D 打印三尖瓣模拟器的构建及临床应用

　　由于经导管三尖瓣介入治疗操作的复杂性，应用体外模拟器进行教学和模拟辅助学习在术者及团队的培训等方面具有重要意义。笔者所在西京医院心血管外科团队联合西安马克医疗科技有限公司研发了基于 3D 打印的经导管三尖瓣介入治疗模拟器，可应用于医学教学、团队培训及新器械的研发评估等多个领域。

5.5.1　基于 3D 打印的经导管三尖瓣治疗模拟器

　　基于 3D 打印的经导管三尖瓣治疗模拟器构成包括：下腔静脉入路、上腔静脉入路、完整的右心结构、食管超声入路、三尖瓣叶及瓣下结构等组成部分。全心脏模型采用 1∶1 多颜色的软、硬结合材料一体化 3D 打印制作，完整还原了心脏的内部结构，可以在不同环境下进行各类器械的经导管三尖瓣技术模拟。三尖瓣有前瓣、后瓣和隔瓣，用不同颜色标记，并可带有腱索装置（图 5.12）。

5.5.2　基于 3D 打印的经导管三尖瓣治疗模拟器的临床应用

　　基于 3D 打印的经导管三尖瓣治疗模拟器可用于多种经导管三尖瓣器材的体外模拟。目前经导管三尖瓣置换术（TTVR）已成为严重症状性三尖瓣反流（TR）高危患者常规外

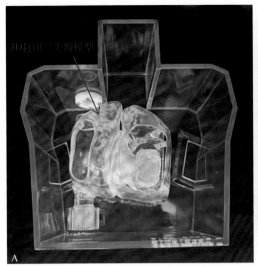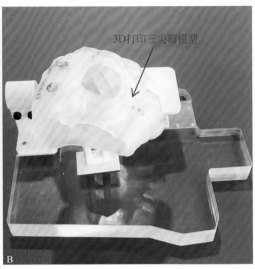

图 5.12　3D 打印的经导管三尖瓣治疗模拟器

A. 湿式应用环境模拟器；B. 干式应用环境模拟器

科治疗的可行替代方案，但 TTVR 器材的设计比较复杂，多为精密鞘管控制，自带调弯功能，其复杂的结构增加了学习难度，而手术器械和技术的训练对于年轻心血管专科医生的成长极为重要。通过应用 3D 打印的经导管三尖瓣治疗模拟器进行体外模拟试验，可以加快学员对相关器械操作技巧的了解，缩短学习曲线，提高对器械的操作能力（图 5.13）。同时，还可以术前规划器械进入路径，制订手术方案，评估并发症发生的风险，增加手术的成功率。此外，充分利用经导管三尖瓣治疗模拟器，还可以为开发新一代的经导管三尖瓣介入治疗器械提供有力的技术支撑和保障。

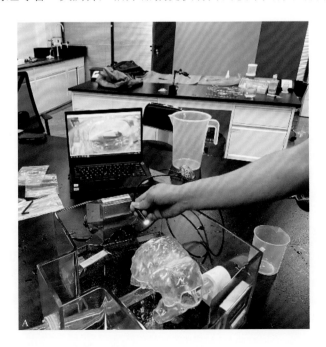

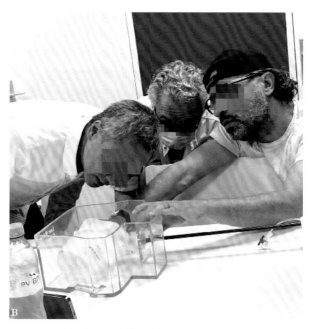

图 5.13　3D 打印经导管三尖瓣治疗模拟器的临床应用

A. 模拟器用于器械练习；B. 模拟器用于术前规划

　　随着医学影像学技术的不断发展和进步，超声心动图、CTA、CMR 等多模态影像对三尖瓣复合结构的呈现更加清晰准确，通过融合多种三尖瓣复合影像学数据，结合计算机仿真、深度学习、人工智能方法进行体外三维建模，加上打印方法和材料的不断突破，会为经导管三尖瓣治疗提供更加精准的模型及模拟方法，对于提高 TTVI 的治疗准确率及成功率，进一步普及和推广 TTVI 技术均具有重要的临床意义和应用价值。

参考文献

[1]　Fan Y, Wong R H, Wai Lee A P. Three-dimensional printing in structural heart disease and intervention. Ann Transl Med, 2019, 7(20): 579.

[2]　Imbrie-Moore A M, Paullin C C, Paulsen M J. A novel 3D-printed preferential posterior mitral annular dilation device delineates regurgitation onset threshold in an ex vivo heart simulator. Med Eng Phys, 2020, 77: 10-18.

[3]　Yang J, Lee A P W, Vida V L. Cardiovascular 3D printing: techniques and clinical application. 1st Edition. Springer, 2021: 53-110.

[4]　Scanlan A B, Nguyen A V, Ilina A, et al. Comparison of 3D echocardiogram- derived 3D printed valve models to molded models for simulated repair of pediatric atrioventricular valves. Pediatr Cardiol, 2018, 39(3): 538-547.

[5] Segaran N, Saini G, Mayer J L. Application of 3D printing in preoperative planning. J Clin Med, 2021, 10(5): 917.

[6] Vukicevic M, Filippini S, Little S H. Patient-specific modeling for structural heart intervention: role of 3d printing today and tomorrow. Methodist Debakey Cardiovasc J, 2020, 16(2): 130 -137.

[7] Wang D D, Qian Z, Vukicevic M, et al. 3D printing, computational modeling, and artificial intelligence for structural heart disease. JACC Cardiovasc Imaging, 2021, 14(1): 41-60.

[8] 陈茂, 荆志成, 张浩, 等. 经导管三尖瓣置换治疗的现状与挑战. 中华心血管病杂志, 2021, 49(5):5.

[9] 金屏, 翟蒙恩, 徐臣年, 等. 经导管介入治疗二尖瓣置换术后重度三尖瓣反流的回顾性分析. 中国体外循环杂志, 2021, 19(05):289-293.

[10] 李兰兰, 金屏, 刘洋, 等. 国产球囊扩张式瓣膜经导管"瓣中瓣"治疗三尖瓣生物瓣衰败的临床应用. 中国胸心血管外科临床杂志, 2021, 28(08): 908-914.

[11] 王书芹. 3D 打印技术及其在结构性心脏病中的应用进展. 功能与分子医学影像学杂志, 2020, 9(1): 1807-1811.

[12] 杨剑. 心血管 3D 打印技术. 北京: 化学工业出版社, 2020: 43-65.

6章

3D 打印技术在经导管三尖瓣介入治疗中的应用

2020 年美国及 2021 年欧洲瓣膜病管理指南推荐经导管三尖瓣介入治疗主要通过 TEE 及 CTA 等影像学手段进行术前评估。三尖瓣具有空间立体结构，瓣环较大，尤其是左心瓣膜（二尖瓣）置换术后，中心纤维体受人工瓣环挤压，使得三尖瓣环发生变形，且随心动周期而动态变化，故而 TEE 和 CTA 等影像学方法分析具有一定局限性。因此，临床亟待一种新型的、可以提供空间立体化模型进行观察和模拟的评估方式。

心血管 3D 打印以影像学技术为基础，通过数字化建模，对复杂解剖结构显示更加直观立体，能够清楚 1∶1 显示出心脏内部的解剖结构。该技术与医学的交叉正逐渐凸显出这种技术的优势和价值（图 6.1）。

随着 3D 打印技术的进步，目前可实现全彩色、多材料、软硬结合进行不同心脏剖面的打印，结合临床需要，能够针对性显示心脏内部心腔、血管、瓣膜、腱索等结构，对于手术规划具有良好的指导辅助作用。同时，针对三尖瓣的局部 3D 打印模型，还可直观展示瓣膜及周边毗邻组织的细节结构，与临床真实情况具有高度一致性（图 6.2）。

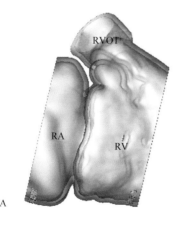
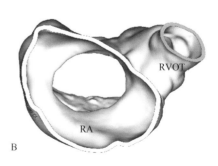

图 6.1

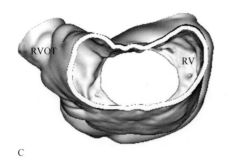

C

图 6.1　三维重建用于反映三尖瓣病理解剖结构

A. 侧面观三尖瓣关闭不全的数字化建模；B. 右心房面观三尖瓣关闭不全的数字化建模；C. 右心室面观三尖瓣关闭不全的数字化建模

RA—右心房；RV—右心室；RVOT—右心室流出道

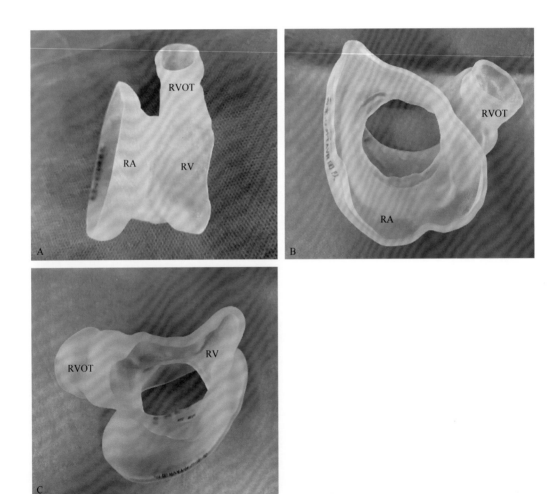

图 6.2　3D 打印模型用于反映三尖瓣病理解剖结构

A. 侧面观三尖瓣关闭不全的 3D 打印模型；B. 右心房面观三尖瓣关闭不全的 3D 打印模型；C. 右心室面观三尖瓣关闭不全的 3D 打印模型

RA—右心房；RV—右心室；RVOT—右心室流出道

6.1　3D 打印技术应用于经导管三尖瓣介入治疗的探索

　　经导管三尖瓣修复（TTVr）及 TTVR 术操作复杂、学习曲线长、手术时间长，部分患者需要多次操作；患者筛选严格，评估难度大。利用 CTA 及超声等影像学数据，将三尖瓣的解剖结构进行计算机三维重建，并在此基础上打印 3D 实物模型，可以在术前更准确地了解三尖瓣周围的解剖结构和瓣环大小，结合术前模拟结果，有助于术中精准定位；同时使用 3D 打印模型也可以进行术后预测及并发症的预防策略制订（图 6.3）。此外，应用 3D 打印技术探索指导医师学习 TTVr 及 TTVR 等新型经导管三尖瓣介入手术有重要意义。

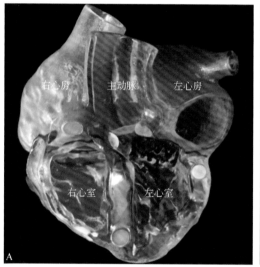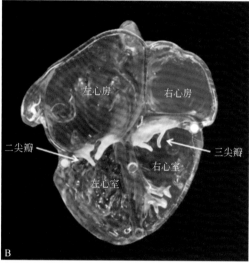

图 6.3　3D 打印的全彩色多材料心脏剖面模型

A. 全彩色多材料 3D 打印心脏模型；B. 3D 打印四腔心切面模型

6.2　3D 打印技术指导经导管三尖瓣"缘对缘"修复术

　　在 TEER 术中，对三尖瓣叶的有效抓捕是保证手术成功的关键。目前 MitraClip 产品已升级至第四代 G4，不仅增加了产品型号，而且优化了结构设计，在手术过程中能够单独捕获三尖瓣瓣叶，降低手术难度。对于 MitraClip 系统，同时抓取三尖瓣以及抓捕适量瓣叶是手术成功的关键。然而由于三尖瓣瓣叶脱垂或瓣叶裂等病理生理原因，实际患者的三尖瓣结构往往与三尖瓣典型解剖结构相去甚远，为瓣叶捕捉及器械的成功置入带来了极大的挑战。同时，目前临床评价此类手术的成功与否主要依赖多普勒超声量化测得的术后残余反流严重程度。然而置入物造成的超声伪影及常见的多点反流为残余反流的精确量化带来了极大挑战。精确 3D 打印的三尖瓣模型，作为良好的培训工具，可以帮助心血管专科医生、影像学医生、医学生及护士在手术前与现实的解剖模型进行交互练习，提高术中操作的成功率和准确性。在手术前使用患者特异性 3D 打印模型，全面展示三尖瓣解剖结构，并对术中可能引发的并发症制订针对性预案，对患者的选择、手术顺利实施及手术效果评估具有重要指导作用。此外在患者教育方面，将 3D 打印模型用于沟通及交流，不仅可使患者及家属迅速理解所患疾病，而且对新的微创技术的手术方式、治疗原则、临床疗效等方面有了深入了解，能够增强彼此的信任。

Vukicevic 等报道利用患者三维经食管超声和 CTA 数据重建三尖瓣的多材料 3D 打印模型，建立静态体外模拟器，使用 MitraClip 系统在体外模拟三尖瓣"缘对缘"修复过程。将 MitraClip 系统从右心房侧模拟植入三尖瓣模型内，夹持器垂直于前叶和后叶中心区的吻合部，将与三尖瓣叶右心室表面接触的装置回拉以产生对三尖瓣瓣叶的张力，然后放下夹持臂以接触心房侧的三尖瓣瓣叶，最后关闭装置以从心室侧夹闭瓣叶。通过 3D 打印静态体外模拟器，可以更加了解 MitraClip 系统，熟悉瓣叶的抓捕操作技巧，掌握模拟过程中的器械轴向，保持最佳的同轴性及力度，以保证瓣叶的完全夹合（图 6.4）。

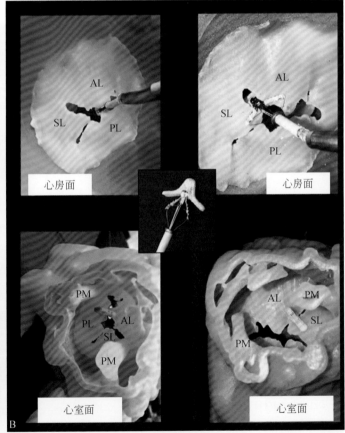

图 6.4 应用 3D 打印三尖瓣模型体外模拟三尖瓣 TEER 手术

A. 3D 打印模型制作流程；B. 分别从右心房面和右心室面观察患者 3D 打印模型并应用 MitraClip 进行术前规划
AL—前瓣叶；PL—后瓣叶；SL—隔瓣叶；PM—乳头肌
（引自 Vukicevic M, et al. Circulation Cardiovascular Imaging,2020, 13:e010376）

6.3　3D 打印技术指导经导管三尖瓣置换术

2011 年 5 月，Jena 大学心脏中心报道首次成功经导管将三尖瓣植入人体，标志着 TTVR 时代的来临。近几年，Edwards、Medtronic 等多家国外公司开始研究开发介入三尖瓣置换系统，有部分产品已经通过了欧洲的 CE 和美国 FDA 认证。我国宁波健世科技股份有限公司研发的 LuX-Valve 采用非径向支撑力依赖的独特设计为经导管人工三尖瓣置换技术研发另辟蹊径。

虽然经导管主动脉瓣置换等较为成熟的左心系统经导管瓣膜技术可为三尖瓣置换提供借鉴参考，但因三尖瓣解剖结构复杂及毗邻位置结构的特殊性，经导管三尖瓣膜置换技术仍面临诸多挑战。功能性三尖瓣关闭不全患者扩张的瓣环内径较大，需匹配更大的输送鞘管内径，对入路也提出更高要求；与此同时，上、下腔静脉进入角度较大，增加了经静脉系统输送的难度；右心室壁薄及肌小梁丰富，也成为经心尖路径的困难所在；此外，非平面的椭圆形瓣环结构、瓣叶组织较菲薄、非钙化的瓣环，使瓣膜定位后难以成功锚定；三尖瓣毗邻窦房结、房室束，传导阻滞等并发症发生的风险较高，成为又一制约因素。因此，术前对患者进行全心动周期的 CTA 扫描与重建，详细评估适应证，同时在计算机上进行数字化建模及初步的模拟，对于成功开展各种类型的 TTVR 都显得尤为重要；经导管三尖瓣置换术后，再次应用数字化建模技术，还可进一步评估手术的疗效（图 6.5）。

与三尖瓣特异性解剖结构相对应的，TTVR 的手术难点包括：①三尖瓣瓣环对介入瓣外支架顺应性要求较高，尺寸要求也更大；②如何减少置入介入瓣膜对右心室流出道、右冠状动脉以及肺动脉瓣的影响；③术中缺少精确的影像学参照以进行准确定位，使得介入瓣膜的锚定存在一定困难；④瓣环缺少纤维化或者钙化环形支撑结构，对介入瓣膜的稳定性提出了更高的要求。

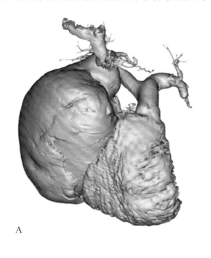
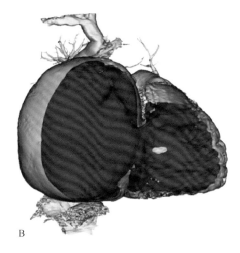

图 6.5

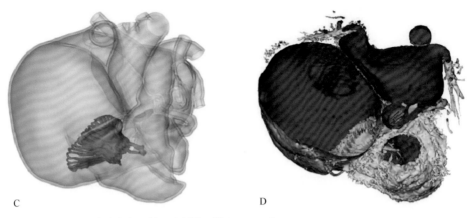

图 6.5　三尖瓣关闭不全患者经导管三尖瓣装置植入 3D 影像

A. 计算机 3D 建模显示三尖瓣关闭不全，巨大右心房；B. 剖面显示右心房、右心室及三尖瓣解剖结构；C. 经导管三尖瓣装置植入后可见三尖瓣与二尖瓣、主动脉瓣的解剖关系；D. 剖面显示经导管三尖瓣装置植入后，可见三尖瓣与二尖瓣、主动脉瓣的解剖关系

　　以 LuX-Valve 系统为例，植入时已充分考虑到以上的难点因素，输送系统应能调整角度及位置，瓣膜可于瓣环处精准定位释放，支架前端设计还有特殊锚定装置牢固定位于室间隔（图 6.6）。

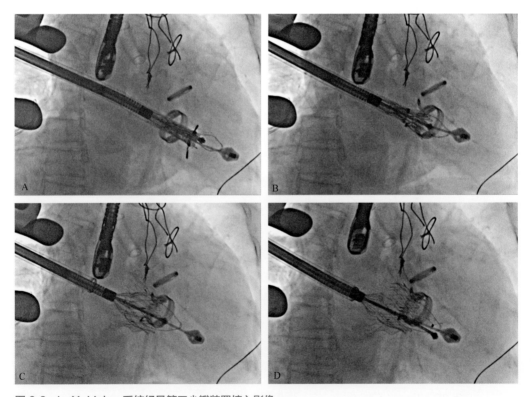

图 6.6　LuX-Valve 系统经导管三尖瓣装置植入影像

A. LuX-Valve 系统输送至三尖瓣处并调整位置；B. LuX-Valve 系统于瓣环处定位释放；C. LuX-Valve 前端锚定室间隔；D. 输送系统撤离，LuX-Valve 原位锚定于自体三尖瓣

6.3.1　TTVR 患者筛选

现阶段 TTVR 治疗的主要人群为无法耐受外科手术且瓣叶受损严重的晚期三尖瓣病变患者，适应证较为严格。其中包括：①外科三尖瓣成形失败患者；②三尖瓣畸形，特别是前瓣叶增厚、挛缩、变小；③三尖瓣瓣下结构病变严重，如腱索、乳头肌明显缩短、融合；④感染性心内膜炎非活动期三尖瓣病损严重，无法修复；⑤外伤性三尖瓣关闭不全，多处腱索断裂或瓣膜损坏等。笔者所在西京医院心血管外科团队通过获取患者特异性心脏 CTA 数据进行 3D 建模，分别打印出收缩期及舒张期的右心模型，包含右心房、右心室、三尖瓣及瓣下腱索、乳头肌、右心室流出道等复杂结构，通过对此类患者个性化模型的进一步深入分析，研究者可以更精准地进行患者筛选，并针对性地制订手术策略（图 6.7）。

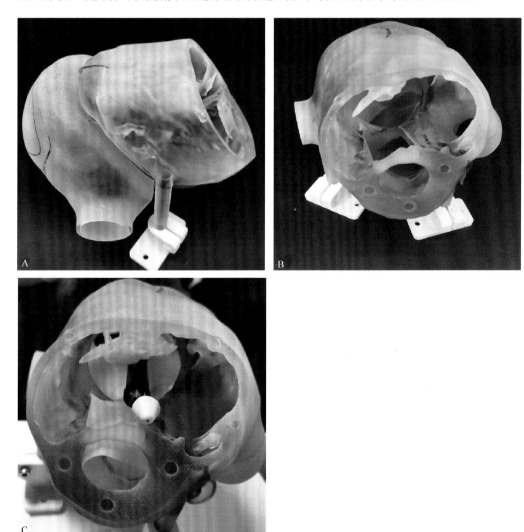

图 6.7　应用 3D 打印模型体外模拟经导管三尖瓣置换术

A. 侧面观三尖瓣关闭不全的 3D 打印模型；B. 右心室面观三尖瓣关闭不全的 3D 打印模型，有助于术者观察病变的三尖瓣及其毗邻结构；C. 患者特定的 3D 模型允许模拟输送系统进入以及 LuX-Valve 的定位和植入

6.3.2 TTVR 路径选择

TTVR 的手术路径主要有经心房和经静脉途径两种，经静脉途径较为复杂：经股静脉或颈静脉穿刺后，导丝经三尖瓣进入右心室，将瓣膜置于三尖瓣平面释放固定。相比之下，经心房途径操作步骤简单、路径短，且容许更大的输送鞘管，更易取得输送鞘管操作的最佳位置和同轴性，但创伤大于经静脉途径。术前可通过 CTA 影像分析，数字模拟经导管三尖瓣置换术以指导术前评估（图 6.8，图 6.9）。

计算机 3D 建模分析及 3D 打印模型可帮助术者选定合适穿刺部位，避开心肌表面的冠状动脉、心室内腱索、乳头肌等重要结构，避免手术操作中导丝、导管及介入瓣膜的进出影响重要心内解剖结构；同时，针对不同患者穿刺点与三尖瓣瓣环的角

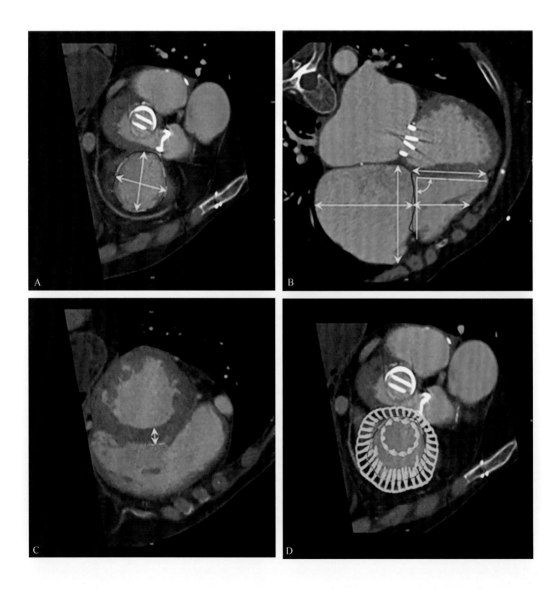

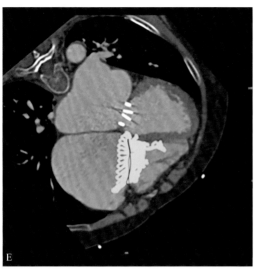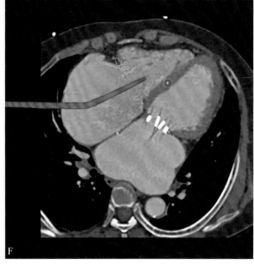

图 6.8　CTA 影像模拟经导管三尖瓣置换术的术前评估

A. 测量三尖瓣瓣环的直径和周长；B. 测量室间隔瓣到右心室顶部的距离以及右心房高度；C ～ E. 计算机模拟 LuX-Valve 植入，观察锚点位置并测量该位置的室间隔厚度；F. 使用 Mimics 软件在二维图像上分析输送系统的位置和角度

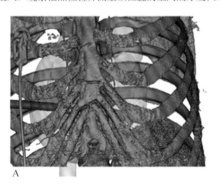

RAO 40° CAU 8°

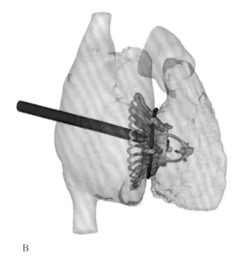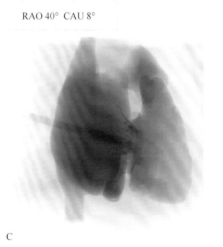

图 6.9　CTA 影像三维重建指导 TTVR 路径选择

A. 用数字三维图像确定右侧肋间切口的位置；B. 利用三维虚拟模型观察 LuX-Valve 的形状和释放位置；C. 利用透视图像进行模拟，为 TTVR 提供理想投影角度

度，辅助术者对操作器械进行预塑形，还可以增加器械的通过度和同轴性。但单纯的计算机 3D 建模分析需要专业的人员及团队，同时需要在头脑中进行图像转化，缺乏立体空间感，应用计算机 3D 建模分析模拟与真实世界的器械操作仍有很大的不一致，且缺乏血流动力学等参数评价。因此，近年笔者所在西京医院心血管外科团队联合西安马克医疗科技有限公司开发了 TTVR 个体化体外脉动流模拟装置。该装置基于 CTA 和 TEE 数据，1∶1 真实还原了患者的心脏解剖结构，不仅能够进行外观展示，还可实现在脉动流条件下的三尖瓣瓣叶启闭；此外，3D 打印模型还兼容 TEE，可获得清晰的超声影像；同时内置多个摄像头，可以多角度观察器械植入的全过程，在导管室内获得清晰显影，并实施脉动流下的真实 TTVR 体外模拟，有助于术者及团队增强对三尖瓣特异性解剖的理解，进一步熟悉器械操作，评估疗效，缩短学习曲线，减少并发症。此类基于患者特异性 3D 打印模型的体外脉动试验装置进一步提升了 3D 打印模型的功能性，能够更为真实地反映手术的预期效果，为进一步开展血流动力学相关的 TTVR 个体化评估提供了有力手段。

6.3.3　外科二尖瓣置换术后继发三尖瓣反流行 TTVR

以往研究表明，不少患者的三尖瓣反流继发于外科二尖瓣置换术后。左心瓣膜人工瓣置换术后引起中心纤维体局部变形，加重了三尖瓣瓣环变形扩大，导致三尖瓣关闭不全，而功能性三尖瓣反流往往与高住院死亡率相关，常常预后不良。此外，由于三尖瓣病变造成患者右心房、右心室及室间隔厚度的变化，病变瓣叶及瓣环平面角度都不尽相同，每个患者存在巨大的个性化差异。笔者所在研究团队通过建立患者特异性的右心 3D 打印模型，将 LuX-Valve 介入瓣膜进行体外模拟植入，能更加直观真实地评估出患者特异性的手术风险，在探索瓣膜型号选择、进一步预判并发症方面表现出了明显的优势，并且能培训术者及团队进行模拟手术操作，熟悉器械，提高手术安全性（图 6.10）。

通过对患者 CTA 数据进行计算机辅助设计，加工处理获得患者术后特异性 1∶1 的 3D 打印模型，包括瓣架、三尖瓣、腱索、乳头肌及右心房、右心室等，观测 LuX-Valve 植入后对三尖瓣和右心房、右心室的动态影响，也有助于反馈给产品研发团队，从而不断改进和完善经导管三尖瓣新器材的设计研发。笔者所在研究团队 Zhai M 等通过建立双瓣置换术后三尖瓣关闭不全患者的 1∶1 全心 3D 打印模型，将 LuX-Valve 介入瓣膜进行体外模拟植入及术后疗效评估，进行了积极有益的探索，研究结果发表于 *J Cardiovasc Dev Dis*（图 6.11）。

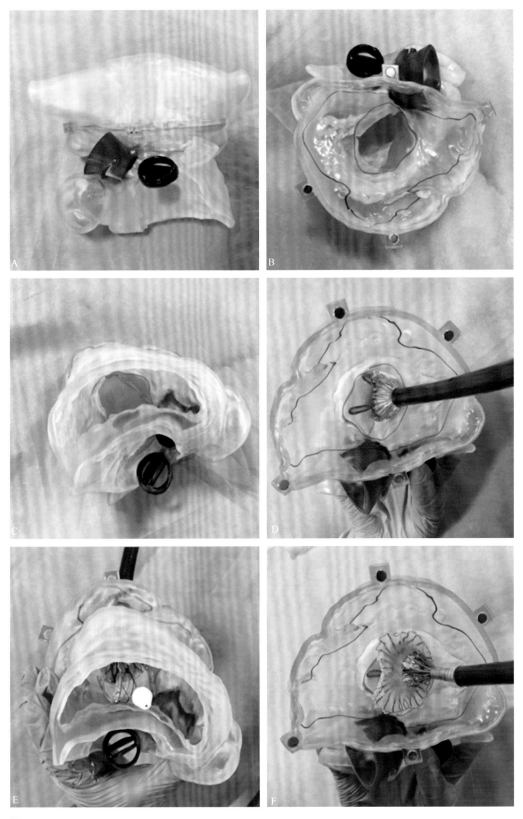

图 6.10

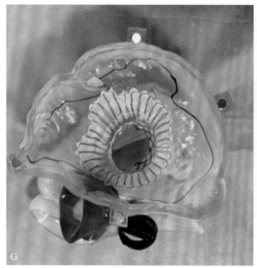
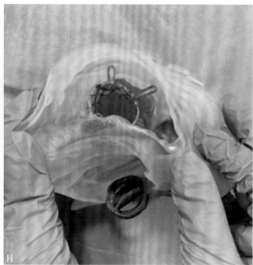
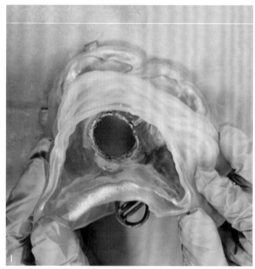

图 6.10　应用患者特定的 3D 打印模型对经导管三尖瓣置换术进行术前规划

A. 患者 1∶1 的右心 3D 打印模型（主动脉根呈红色，机械瓣膜为黑色，术前评估确定的室间隔锚定区域为蓝色，右心房横切面为黄色）；B、C. 分别从右心房平面和右心室平面观察 3D 打印模型（三尖瓣为绿色，三尖瓣前叶为蓝色）；D. 应用 2 个夹持件固定于三尖瓣前叶；E. 调整 LuX-Valve 以确保室间隔锚固定在室间隔上；F. 释放并扩张 LuX-Valve 心房盘片；G、H. LuX-Valve 植入后，分别从右心房、右心室面观察；I. 从右心室平面观察夹持件及室间隔锚定的位置

6.3.4　永久起搏器植入后继发三尖瓣反流行 TTVR

经静脉右心系统起搏导线植入是目前永久起搏器植入术的常规方式。随着永久心脏起搏器植入数量的日益增多，以及对起搏导线相关三尖瓣疾病的认识逐渐加深，起搏导线相关三尖瓣疾病的研究报道逐渐增多。研究发现，起搏导线相关三尖瓣病变并不少见，发生率为 7.2% ～ 39.0%，特别是永久性起搏导线相关性三尖瓣反流（lead-induced tricuspid regurgitation，LITR）对心脏功能有明显影响且

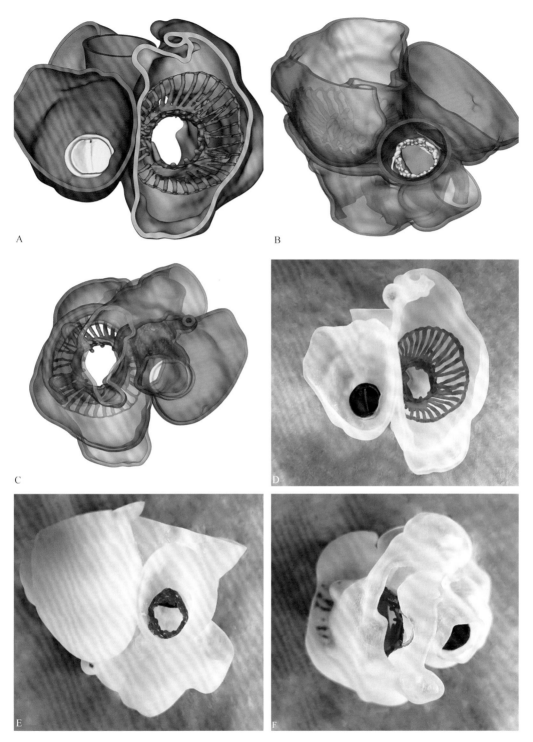

图 6.11　数字三维重建和 3D 打印三尖瓣模型用于评估 TTVI 术后效果

A. 右心房面观经导管三尖瓣置换术后的 3D 重建模型；B. 侧面观经导管三尖瓣置换术后的 3D 重建模型；C. 右心室面观经导管三尖瓣置换术后的 3D 重建模型；D. 右心房面观经导管三尖瓣置换术后的 3D 打印模型；E. 侧面观经导管三尖瓣置换术后的 3D 打印模型；F. 右心室面观经导管三尖瓣置换术后的 3D 打印模型

[引自 Zhai M, et al. J Cardiovasc Dev Dis,2022,9(9): 296]

远期预后不良。LITR 是永久起搏器植入术后的并发症之一，指起搏器 / 除颤器植入术后经三尖瓣的右心室导线引起或加重的三尖瓣关闭不全，有研究表明 LITR 占全部三尖瓣反流的 25%，可增加患者近期和远期死亡率。LITR 的发病机制可分为机械性和电生理性。机械性因素中最重要的因素是导线碰撞三尖瓣瓣叶，其中三尖瓣后瓣及隔瓣最易受影响；而电生理因素则主要与房室收缩不同步有关。因此对于除颤仪 / 起搏器植入患者，一旦新发现右心杂音或者出现右心衰竭的症状应关注是否合并 LITR。中重度 LITR 病程较长，容量负荷、瓣叶牵拉、瓣叶对合不良等因素均可加重三尖瓣关闭不全，且当 LITR 进展至右心功能不良时，拔除导线风险较大，即使拔除并重置导线对心力衰竭的好转也往往无帮助，通常需要外科手术治疗。

　　笔者所在研究团队 Mao Y 等通过建立患者特异性的右心 3D 打印模型，清晰展示出不同患者永久起搏器植入后的解剖结构，能更加真实地反映出患者解剖结构病理改变的特点（图 6.12）。

　　同时，Mao Y 等将 LuX-Valve 介入瓣膜进行右心 3D 打印模型的体外模拟植入，验证了应用 LuX-Valve 治疗 LITR 患者的可行性，并在探索瓣膜型号选择及进一步预判并发症方面表现出了明显的优势，且能培训术者及团队进行模拟手术操作、熟悉器械，减少术中并发症。初步的 6 例临床研究结果表明 TR 显著降低至 ≤ 2+，无重要并发症，2 年随访经胸超声心动图显示 5 例患者无 / 有微量反流，1 例患者出现轻度反流，所有 6 例患者心功能均改善；3D 打印指导下的 TTVR 术，可安全有效地用于治疗起搏器导线相关的严重 TR，为此类疾病的精准治疗提供了新的方向，研究结果发表于 *Front Cardiovasc Med*（图 6.13）。

　　西班牙维戈大学 Rodrigo Estevez-Loureiro 等应用 3D 打印模型进行体外模拟手术，

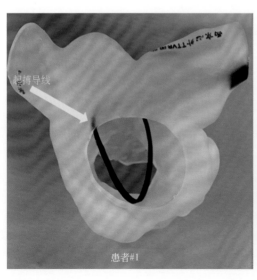
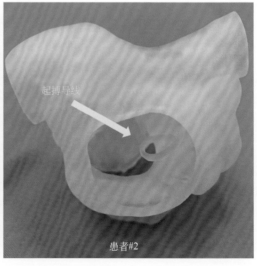

起搏导线　　　　　　　　　　　　起搏导线

患者#1　　　　　　　　　　　　　患者#2

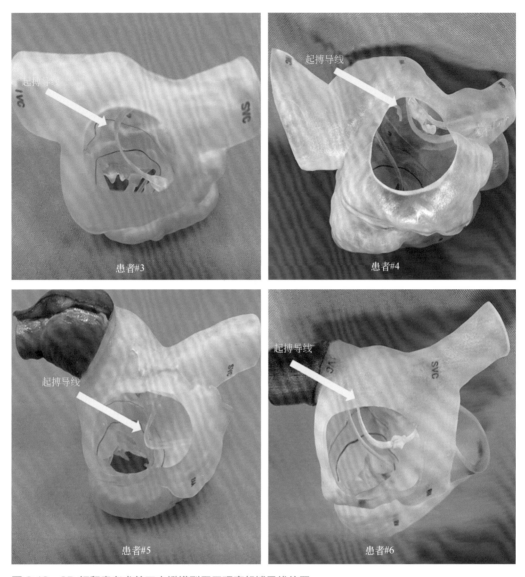

图 6.12   3D 打印患者术前三尖瓣模型用于观察起搏导线位置

（引自 Mao Y, et al. Front Cardiovasc Med, 2023,10:1030997. doi: 10.3389/fcvm.2023.1030997）

指导一位 79 岁既往安装起搏器的扩张型心肌病女性患者，顺利成功植入 LuX-Valve Plus 瓣膜，研究结果发表于 *J Am Coll Cardiol Case Rep*（图 6.14）。

6.3.5   经导管三尖瓣 "瓣中瓣" 置换术

临床中三尖瓣病变治疗多首选瓣膜修复技术，但对于复杂三尖瓣关闭不全患者，修复效果不佳，三尖瓣置换术仍是有效选择。三尖瓣生物瓣置换术后的一个终极问题是生物瓣的衰败。由于右心系统使用机械瓣膜血栓风险较大，三尖瓣置换多应用生

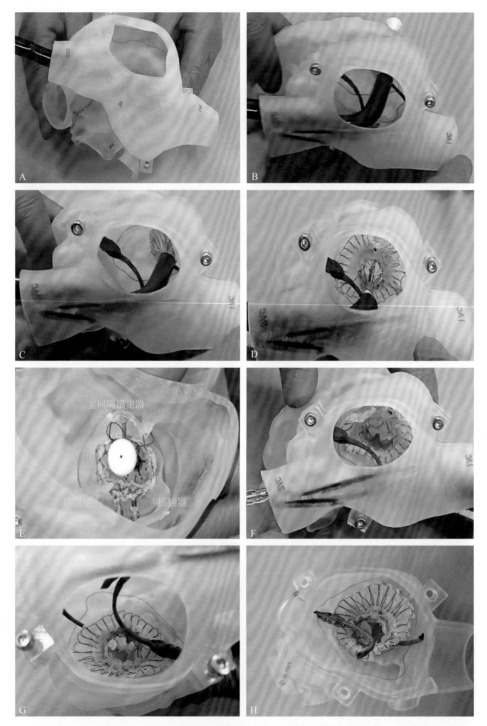

图 6.13　应用患者特定的 3D 打印模型对起搏导线相关三尖瓣关闭不全经导管三尖瓣置换术进行术前模拟

A. 输送系统通过上腔静脉进入右心房；B. 将输送系统定位到三尖瓣瓣环上，同时调整好位置和同轴性；C、D. 心房盘片完成释放；E. 室间隔锚定器和抓捕器依次松开；F. 撤回输送系统；G. 右心房面观察 LuX-Valve 植入后情况；H. 右心室平面观察 LuX-Valve 植入后情况

（引自 Mao Y, et al. Front Cardiovasc Med, 2023,10:1030997. doi: 10.3389/fcvm.2023.1030997）

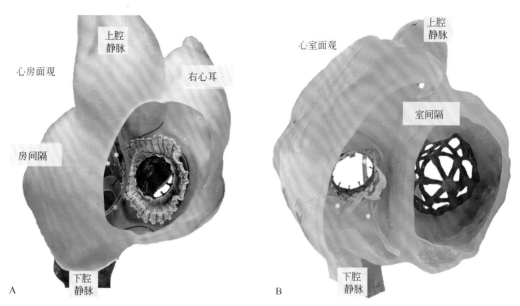

图 6.14　西班牙学者应用患者特定的 3D 打印模型进行术前模拟

A. 右心房面观；B. 右心室面观。黄色星号所示为跨越三尖瓣的起搏电极；蓝色星号所示为冠状静脉窦内的起搏电极
（引自 Rodrigo E, et al. J Am Coll Cardiol Case Rep,2023,15:101848）

物瓣。因此，临床上存在部分生物瓣置换术后三尖瓣衰败患者。随着微创技术的发展，经导管三尖瓣"瓣中瓣"置换术已成为这些患者的可行治疗选择，为此类患者提供了新的治疗途径和思路。2011 年国际上首次报道了使用 Edwards Sapien 瓣膜（美国 Edwards 公司）通过颈内静脉通路完成经导管三尖瓣"瓣中瓣"置换术，之后经导管三尖瓣"瓣中瓣"置换手术开始推广普及，其中经股静脉入路最为常见。

2021 年美国 Northwell 医院 Chad A. Kliger 团队引入计算机建模与 3D 打印技术进行术前综合评估和患者筛选，手术策略制订、瓣膜型号选择和植入深度确定。应用 1∶1 的 3D 打印模型，体外模拟 Sapien XT 瓣膜在三尖瓣"瓣中瓣"置换术中操作的可行性、手术策略、技术要点、并发症防范及术后评估，为患者顺利开展经导管三尖瓣"瓣中瓣"介入治疗保驾护航（图 6.15）。

笔者所在研究团队通过打印患者特异性的三尖瓣生物瓣衰败 3D 模型，应用 Priz-Valve 介入瓣膜系统（上海纽脉医疗科技股份有限公司）进行体外模拟植入，在探索瓣膜型号选择并进一步预判并发症方面表现出了明显的优势，并在术者培训及教学中发挥了很大作用（图 6.16）。

6.3.6　经导管三尖瓣"环中瓣"置换术

三尖瓣关闭不全患者在接受了外科三尖瓣成形手术后，有可能因各种原因发生三

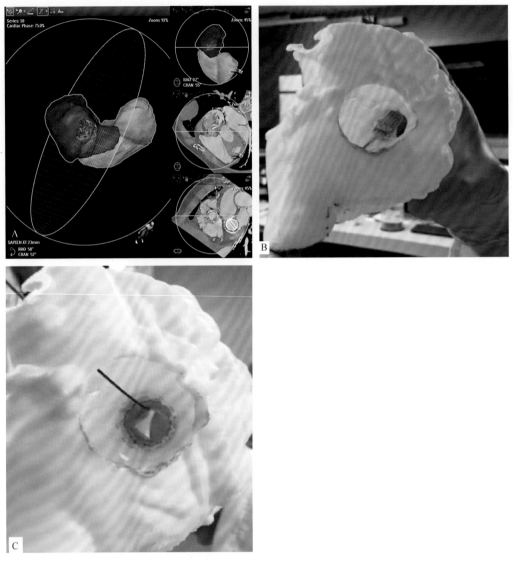

图 6.15　应用 3D 打印模型体外模拟三尖瓣"瓣中瓣"置换术

A. 在分割的三维图像内对瓣膜位置进行计算机模拟，有助于确定最佳瓣膜尺寸；B. 患者特定的 3D 模型模拟 Sapien XT 输送系统进入三尖瓣；C. 利用患者特定的 3D 模型模拟 23mm Sapien XT 瓣膜植入效果
（引自 Spring A M, et al. Cardiovascular Revascularization Medicine, 2021:S161-S165）

尖瓣关闭不全复发，既往只能再次开胸，体外循环下行二次修复或三尖瓣置换，创伤与风险均较大。经导管三尖瓣"环中瓣"置换术无须再次开胸、体外循环，是目前最微创的再次三尖瓣手术方案。但由于第一次植入的三尖瓣人工成形环品种多样、质地各异，且多为非对称非平面"C"形开口式结构，存在一定的评估、定位与释放难度，术中介入瓣移位与瓣周漏风险也较大，目前在国际上开展得不多。上海复旦大学附属中山医院王春生教授、魏来教授团队偕同西安马克医疗科技有限公司完成了中国首例

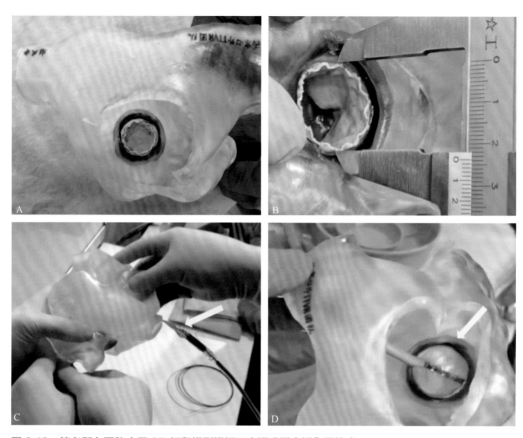

图 6.16　笔者所在团队应用 3D 打印模型模拟三尖瓣"瓣中瓣"置换术

A. 从右心室面观察"瓣中瓣"置换术后瓣膜的形态及位置；B. 用游标卡尺测量生物环的内径，结果与使用计算机体层血管成像的评估进行对照；C. 应用 3D 打印模型模拟三尖瓣"瓣中瓣"置换术，黄色箭头指向输送系统；D. 调整 Priz-Valve 的位置和同轴度，充分扩张球囊释放瓣膜，黄色箭头指向扩张的球囊

经皮三尖瓣"环中瓣"置换术，验证了 3D 打印技术在三尖瓣"环中瓣"置换术中发挥了积极有益的作用。术后经食管超声心动图和造影显示，介入瓣支架稳固，释放位置满意，瓣叶启闭形态未见异常，彩色多普勒血流成像未测及介入瓣内异常反流，与术前预判一致，详见应用病例 4。

6.3.7　虚拟现实技术辅助 3D 打印指导经导管三尖瓣介入治疗

基于超现实主义和人工智能（artificial intelligence，AI）模拟在医疗器械研发和新技术培训中展现出的潜在优势，使其未来可能成为新技术蓬勃发展的基础。通过在手术模拟中集成完整的心脏瓣膜模型，AI 技术能明显提升术者对手术器械操作和术中技术应用的信心。在深度学习框架中，将 AI 应用于术中 TEE 处理，允许计算机对自动客观获得的 TEE 图像进行质量评估和反馈。未来，实时 3D-TEE 等影像数据与机器深度学习和 AI 的结合，将有助于提供更客观有效的介入影像医师和术者培训模式。

将 3D 打印技术、手术模拟、流体建模和 AI 整合，是将来临床培训、器械研发和精准医疗的重要发展方向。3D 打印和虚拟现实技术的结合使用有助于介入心脏病学专家探索未来介入治疗的方向与可能，并帮助完成个性化的围手术期规划并指导经导管三尖瓣介入治疗手术（图 6.17）。

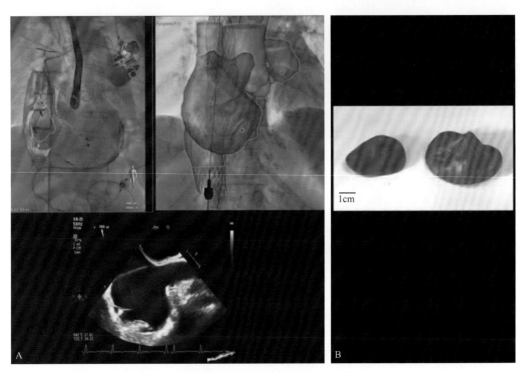

图 6.17   应用虚拟现实技术和 3D 打印模型模拟经导管三尖瓣介入治疗

A. 应用虚拟现实技术将超声图像实时叠加在数字减影血管造影图像上；B. 3D 打印模型显示三尖瓣的启闭
[引自 Volpato V, et al. Current Opinion Cardiology, 2021, 36(5):513-524]

6.3.8   4D 动态影像技术指导经导管三尖瓣介入治疗

3D 打印结合虚拟现实及全息影像技术，是数字模拟技术的另一个重要进步，对于术者充分理解解剖结构细节有较大帮助，是一种有别于传统诊断性影像方法的全新影像模式。特别是结合 4D 动态影像模拟，使术者对三尖瓣等复杂解剖结构及功能有更充分的理解，并实现精准立体测量、不同期相的动态测量等，使手术方案设计、器械类型及型号选择、并发症预测等更加精准，有助于提高手术成功率，缩短手术时间，改善患者预后（图 6.18）。

总之，对于外科高风险或外科禁忌的重度三尖瓣反流的患者，TTVI 是一种领先的微创治疗方式。但是直到目前，TTVI 器械的复杂性及三尖瓣反流疾病的异质性限

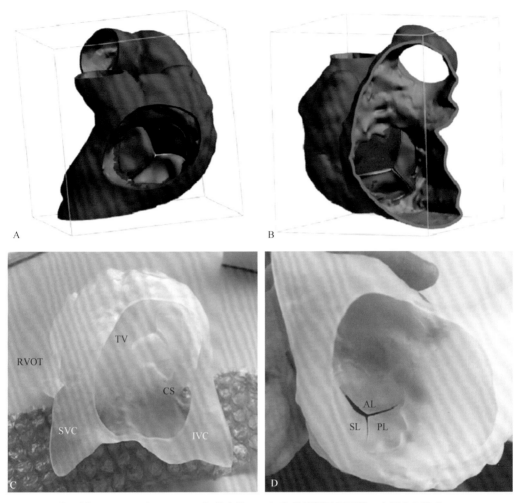

图 6.18　应用基于 4D CT 和 3D TTE 相结合的 3D 打印模型指导经导管三尖瓣介入治疗

A、B. 将 4D CT 和 3D TTE 数据合并，并将 3D TTE 的三尖瓣瓣环叠加到 4D CT 的三尖瓣环上（前叶为紫色，中叶为洋红色，后叶为绿色）；C. 打印有瓣叶的右心系统；D. 3D 打印模型的三尖瓣瓣叶

TV—三尖瓣；RVOT—右心室流出道；CS—冠状窦；SVC—上腔静脉；IVC—下腔静脉；AL—前瓣叶；PL—后瓣叶；SL—隔瓣叶

[引自 Harb SC, et al. JACC Cardiovascular Imaging, 2018, 11(10):1531-1534]

制了 TTVI 技术的广泛应用。许多 TTVI 器械正处于临床试验阶段，一些早期结果证明了这种方式的可行性。在心脏搏动时，三尖瓣瓣环会随心脏收缩、舒张发生周期性形变，同时患者瓣叶解剖结构亦存在显著的个体化差异。三尖瓣的上述解剖学特点导致对 TTVI 介入器材的研发设计、术前选型及植入操作技巧等均存在极大的挑战。无论 TMVR 或者 TMVr 等 TTVI 技术，对精准和个性化的操作要求极高。随着 3D 打印技术的不断发展和完善，利用 CTA 等影像学数据 3D 打印三尖瓣模型已能较为真实地反映出自体三尖瓣疾病的真实情况，在 TTVI 术前模拟、并发症评估及 TTVI 器械训练等方面取得了积极有益的效果；对于帮助手术医师改进手术方案及制订风险应对措

施也具有极为重要的意义。由于具有个性化、1∶1 真实复制、可模拟操作等显著优点，3D 打印技术必将在 TTVI 领域发挥越来越重要的作用。

参考文献

[1]   Asmarats L, Taramasso M, Rodés-Cabau J. Tricuspid valve disease: diagnosis, prognosis and management of a rapidly evolving field. Nat Rev Cardiol,2019, 16:538-554.

[2]   Campelo-Parada F, Perlman G, Philippon F, et al. First-in-man experience of a novel transcatheter repair system for treating severe tricuspid regurgitation. J Am Coll Cardiol,2015, 66:2475-2483.

[3]   Chang J D, Manning W J, Ebrille E, et al. Tricuspid valve dysfunction following pacemaker or cardioverter-defibrillator implantation. J Am Coll Cardiol, 2017,69:2331-2341.

[4]   Chorin E, Rozenbaum Z, Topilsky Y, et al. Tricuspid regurgitation and long-term clinical outcomes. Eur Heart J Cardiovasc Imaging, 2020, 21(2): 157-165.

[5]   Dreyfus G D, Martin R P, Chan K M, et al. Functional tricuspid regurgitation: A need to revise our understanding. J Am Coll Cardiol, 2015, 65(21): 2331-2336.

[6]   Hahn R T, Delhaas T, Denti P, et al. The tricuspid valve relationship with the right ventricle and pulmonary vasculature. J Am Coll Cardiol Img, 2019, 12:564-565.

[7]   Hahn R T, Kodali S, Fam N, et al. Early multinational experience of transcatheter tricuspid valve replacement for treating severe tricuspid regurgitation. JACC Cardiovasc Interv, 2020, 13:2482-2493.

[8]   Hahn R T, Zamorano J L. The need for a new tricuspid regurgitation grading scheme. Eur Heart J Cardiovasc Imaging, 2017, 18(12): 1342-1343.

[9]   Harb S C, Rodriguez L L, Svensson L G,et al. Pitfalls and pearls for 3-Dimensional printing of the tricuspid valve in the procedural planning of percutaneous transcatheter therapies. JACC Cardiovasc Imaging, 2018, 11(10):1531-1534.

[10]   Hernandez-Enriquez M, Brugaletta S, Andreu D, et al. Three- dimensional printing of an aortic model for transcatheter aortic valve implantation: Possible clinical applications. The international journal of cardiovascular imaging, 2017, 33: 283-285.

[11]   Höke U, Auger D, Thijssen J, et al. Significant lead-induced tricuspid regurgitation is associated with poor prognosis at long-term follow-up. Heart, 2014, 100: 960-968.

[12]   Lu F, Qiao F, Lv Y, et al. A radial force-independent bioprosthesis for transcatheter tricuspid valve implantation in a preclinical model. Int J Cardiol, 2020, 319:120-126.

[13]   Lu F L, Ma Y, An Z, et al. First-In-Man experience of transcatheter tricuspid valve replacement with LuX-Valve in high-risk tricuspid regurgitation patients. JACC Cardiovasc Interv, 2020, 13:1614-1616.

[14]   Mao Y, Liu Y, Meng X, et al. Treatment of severe tricuspid regurgitation induced by permanent pacemaker lead: transcatheter tricuspid valve replacement with the guidance of 3-dimensional printing. Front Cardiovasc Med, 2023, 22(10):1030997.

[15]   McCarthy F H, Vemulapalli S, Li Z, et al. Association of tricuspid regurgitation with transcatheter aortic valve replacement outcomes: a report from the Society of Thoracic Surgeons/American College of Cardiology Transcatheter Valve Therapy Registry. Ann Thorac Surg, 2018, 105(4): 1121-1128.

[16]   McElhinney D B, Aboulhosn J A, Dvir D, et al. Mid-term valve-related outcomes after transcatheter

tricuspid valve-in-valve or valve-in-ring replacement. J Am Coll Cardiol, 2019, 73:148-157.

[17] McElhinney D B, Cabalka A K, Aboulhosn J A, et al. Transcatheter tricuspid valve-in-valve implantation for the treatment of dysfunctional surgical bioprosthetic valves: an international, multicenter registry study. Circulation, 2016, 133:1582-1593.

[18] Muraru D, Veronesi F, Maddalozzo A, et al. 3D printing of normal and pathologic tricuspid valves from transthoracic 3D echocardiography data sets. Eur Heart J Cardiovasc Imaging, 2017, 18(7): 802-808.

[19] Nath J, Foster E, Heidenreich P A. Impact of tricuspid regurgitation on long-term survival. J Am Coll Cardiol, 2004, 43:405-409.

[20] Nickenig G, Kowalski M, Hausleiter J, et al. Transcatheter treatment of severe tricuspid regurgitation with the edge-to-edge mitraclip technique. Circ, 2017, 135:1802-1814.

[21] Rodes-Cabau J, Hahn R T, Latib A, et al. Transcatheter therapies for treating tricuspid regurgitation. J Am Coll Cardiol, 2016, 67:1829-1845.

[22] Rodrigo E, Manuel B, Miguel P, et al. Transcatheter tricuspid valve replacement with a dedicated device in a patient with 2 endocardial leads. J Am Coll Cardiol Case Rep, 2023, 15:101848.

[23] Spring A M, Pirelli L, Basman C L, et al. The importance of pre-operative imaging and 3-D printing in transcatheter tricuspid valve-in-valve replacement. Cardiovasc Revascularization Med, 2021: S161-S165.

[24] Taramasso M, Alessandrini H, Latib A, et al. Outcomes after current transcatheter tricuspid valve intervention: mid-term results from the International TriValve registry. JACC Cardiovasc Interv, 2019, 12:155-165.

[25] Taramasso M, Pozzoli A, Guidotti A, et al. Percutaneous tricuspid valve therapies: the new frontier. Eur Heart J, 2017, 38:639-647.

[26] Utsunomiya H, Harada Y, Susawa H, et al. Tricuspid valve geometry and right heart remodelling: insights into the mechanism of atrial functional tricuspid regurgitation. Eur Heart J Cardiovasc Imaging, 2020, 21(10): 1068-1078.

[27] Volpato V, Badano L P, Figliozzi S, et al. Multimodality cardiac imaging and new display options to broaden our understanding of the tricuspid valve. Current Opinion Cardiology, 2021, 36(5):513-524.

[28] Vukicevic M, Faza N N, Avenatti E, et al. Patient-specific 3-Dimensional printed modeling of the tricuspid valve for MitraClip procedure planning. Circulation Cardiovascular Imaging, 2020,13: e010376.

[29] Vukicevic M, Faza N N, Little S H. Patient-specific preprocedural planning for tricuspid valve repair and replacement procedures. Curr Opin Cardiol, 2021, 36(5):495-504.

[30] Zhai M, Mao Y, Ma Y, et al. Transcatheter double valve replacement to treat aortic stenosis and severe tricuspid regurgitation with 3D printing guidance after mechanical mitral valve replacement. J Cardiovasc Dev Dis,2022,9(9): 296.

[31] 陈思楷，周青，宋宏宁，等 . 多模态医学影像融合技术 3D 打印心脏模型方法学及精准度研究 . 中华超声影像学杂志 , 2018, 27(11): 924-930.

[32] 潘文志，龙愉良，周达新，等 . 2020 年经导管瓣膜治疗主要进展 . 中国胸心血管外科临床杂志 , 2021, 28(4): 371-375.

[33] 杨剑 . 心血管 3D 打印技术 . 北京 : 化学工业出版社 , 2020: 101-136.

7

3D 打印技术在经导管三尖瓣介入治疗中的应用案例

笔者所在西京医院心血管外科及陆方林教授团队，长期致力于各类结构性心脏病介入治疗。近年来，团队紧随国内外心血管医学发展前沿方向，致力于将心血管 3D 打印技术与经导管三尖瓣介入治疗技术相结合，通过打印上百例患者心脏及三尖瓣模型进行临床实践；同时，构建体外试验台，模拟多种经导管三尖瓣介入治疗技术操作，选择适合种类、型号的器械，进一步对右心室流出道梗阻、瓣膜移位、瓣周漏等严重并发症进行演练，评估手术可能出现的风险及相关并发症，预判患者术后疗效，培训新术者及心脏团队。初步的临床实践结果证明，3D 打印技术可有效地协助临床医师制订个性化经导管三尖瓣介入治疗手术方案，提高经导管三尖瓣介入治疗的成功率和安全性，取得了良好的临床效果。下面通过 5 个代表性病例，进一步阐述心血管 3D 打印技术在不同经导管三尖瓣介入治疗中的临床应用。

病例 1　3D 打印指导经右心房入路三尖瓣置换术（LuX-Valve）

【病例基本信息】

　　患者，女性，78 岁。主诉：间歇性气短、胸闷、胸痛 10 余年，加重 3 个月。现病史：患者于 14 年前行主动脉瓣机械瓣置换术、二尖瓣机械瓣置换术、三尖瓣成形术，3 年前检查发现三尖瓣关闭不全，近 3 个月不适症状加重。行超声心动图检查提示：三尖瓣大量反流（两束）。既往史：高血压病史 30 余年，心房颤动 10 余年，口服华法林治疗；冠心病、脑梗死、下肢静脉曲张、盆腔炎多年。主要异常检查及化验指标：氨基末端脑钠肽前体 1140pg/mL；肌钙蛋白 I 1.170ng/mL；CK-MB 6.700ng/mL；尿素 18.59mmol/L；肌酐 113μmol/L；尿酸 572μmol/L。

【术前诊断】

　　三尖瓣关闭不全（重度）；二尖瓣机械瓣置换术后；主动脉瓣机械瓣置换术后；心房颤动；心功能 III 级（NYHA 分级）；冠心病；高血压 3 级；颈动脉多发斑块；左侧股动脉狭窄。

【术前超声检查】

　　二尖瓣、主动脉瓣位机械瓣置换术后，金属瓣位置、回声、动度未见异常；三尖瓣厚度、回声未见异常，收缩期可见关闭不全间隙约 7.9mm；双房、左心室大；轻度肺动脉高压（收缩压约 43mmHg）；主动脉硬化；左心室收缩功能正常；右心室收缩功能减低。彩色血流及多普勒提示：二尖瓣位机械瓣下血流速度正常；主动脉瓣位机械瓣上血流速度正常；三尖瓣流速 V_{max} 78cm/s，PG_{max} 2mmHg，V_{mean} 40cm/s，VTI 15.5cm，瓣上反流（大量），测缩流颈宽约 9.8mm，反流面积约 14.8cm^2，V_{max} 263cm/s，PG_{max} 28mmHg，V_{mean} 207cm/s，PG_{mean} 19mmHg，VTI 87.7cm（图 7.1）。EF 55%；FS 30%。

【术前 CTA 评估】

　　术前利用 3Mensio 软件，对患者 CTA 数据进行分析评估，根据 LuX-Valve 结构特点，确定三尖瓣瓣环后，测量瓣环平面上 10mm 处右心房的面积，以辅助选择 LuX-Valve 盘片的大小；对右心室、右心房大小进行测量，同时对室间隔与水平面夹角、室间隔厚度进行测量，以确定室间隔能否锚定稳固；模拟数字减影血管造影（DSA）状态，确定术中最佳投照角度。通过分析测量，此例患者三尖瓣瓣环周长直

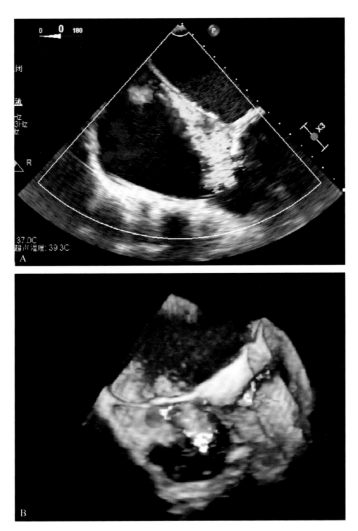

图 7.1　患者术前经食管超声检查影像

A. 四腔心切面，可见收缩期三尖瓣大量反流；B. 彩色三维显示收缩期三尖瓣大量反流

径 46.2mm ；瓣环面积 1583.2mm²；瓣环平面上 10mm 处右心房面积 3334.9mm²；术中最佳投照角度为 RAO 23°、CAU 2°（图 7.2）。

【术前 3D 打印评估 】

　　利用患者 CTA 数据，对三尖瓣及毗邻解剖结构进行计算机三维模型重建，导出三维重建模型的 STL 格式，输送至 Stratasys Polyjet 850 打印机（Stratasys, InC. , Eden Prairie, MN, USA），进行多色彩、多材料、软硬相结合的 3D 模型打印，经后处理后交付使用。模型可反映患者真实解剖结构，供术者了解三尖瓣及毗邻解剖关系（图 7.3）。

　　同时，可在体外模拟瓣膜释放过程，观察瓣膜释放位置与瓣周漏发生的可能性。从而，使术者选择大小合适的瓣膜及释放位置，还可通过模拟快速熟悉、掌握器械操作，对手术过程及治疗结果进行更优的方案规划（图 7.4）。

三尖瓣瓣环

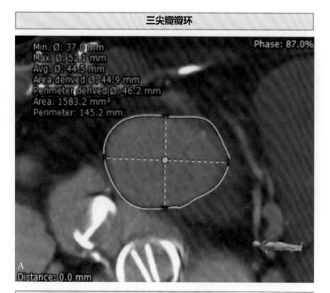

瓣环之上10mm心房截面

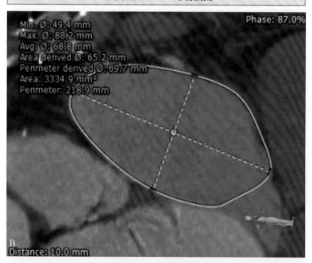

室间隔与水平面的夹角

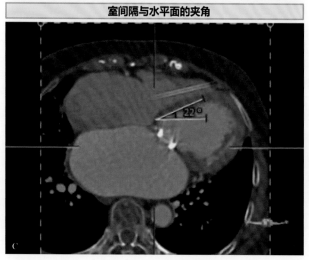

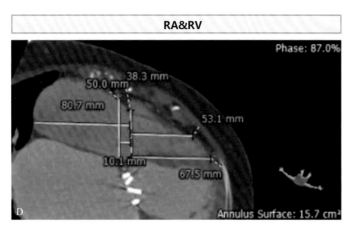

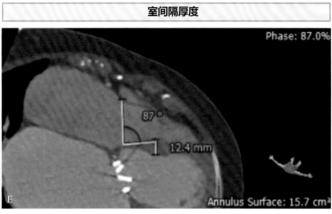

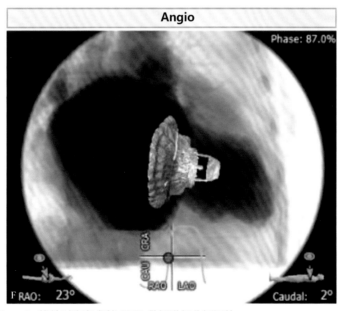

图 7.2　应用 3Mensio 软件对患者术前 CTA 数据进行分析评估

A. 三尖瓣瓣环面积 1583.2mm²；B. 三尖瓣瓣环平面上 10mm 处右心房面积 3334.9mm²；C. 室间隔与水平面夹角 22°；D. 测量右心室及三尖瓣瓣环上 10mm 处右心房大小；E. 测量室间隔厚度及与三尖瓣瓣环之间的夹角；F. 确定术中最佳投照角度（RAO 23°、CAU 2°）及虚拟瓣膜植入

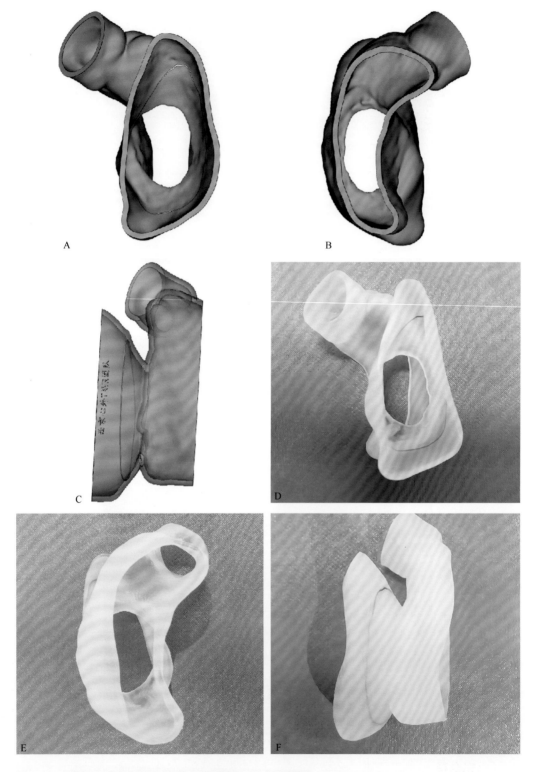

图 7.3　术前三尖瓣及毗邻解剖结构三维重建及 3D 打印模型

A. 三维重建模型右心房面观；B. 三维重建模型右心室面观；C. 三维重建模型侧面观；D. 3D 打印模型右心房面观；E. 3D 打印模型右心室面观；F. 3D 打印模型侧面观（模型划线区域为三尖瓣瓣环上 10mm 处）

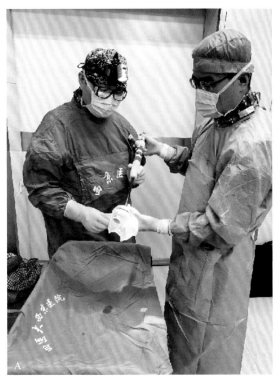
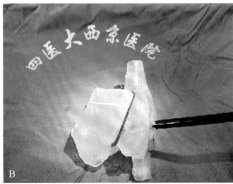
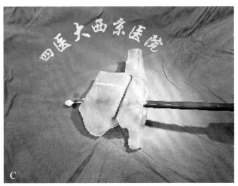

图 7.4　应用 3D 打印模型及 LuX-Valve 系统模拟 TTVR 手术

A. 团队核心成员应用 3D 模型进行手术模拟演练；B. 调整输送系统进入右心房的角度和深度；C. 逐步释放瓣膜，模拟 TTVR 手术

【手术过程】

取平卧位，将患者右肩部垫高，全身麻醉后单侧肺通气，注射 3000U 肝素，右侧胸前区第 4 肋间隙行 5cm 的弧形切口，逐层切开皮肤、皮下脂肪、肋间肌肉、胸膜，进入胸膜腔，应用切口保护套，撑开器撑开肋间隙；用湿盐水纱布将肺部组织外推，暴露右侧粘连的右心房，经食管超声确定右心房荷包缝合的位置后，内侧荷包用 4-0 聚丙烯双针带垫片缝合三边形荷包，外侧荷包用 4-0 聚丙烯双针带垫片缝合四边形荷包，以荷包中心为穿刺点，成功穿刺后放置 6F 股动脉鞘至右心房，6F 猪尾巴导管在泥鳅导丝的引导下经右心房、三尖瓣送至肺动脉主干，测肺动脉压 48/23mmHg，猪尾巴导管回撤至右心室心尖造影见三尖瓣大量反流，测定右心室压 46/20mmHg。根据术前 CT 及 3D 打印评估结果，选择 30 ～ 50mm LuX-Valve 经导管人工三尖瓣系统，将输送系统送入右心室。操作功能手柄，调整瓣膜角度及深度至合适位置；后撤外鞘，释放 2 个夹持件，充分夹持三尖瓣前瓣，超声引导下后撤鞘管，定位至三尖瓣瓣环处后完全释放瓣膜，超声评估即刻效果，轻微旋转输送系统，调整人工瓣膜于瓣环处，确认无明显瓣周漏后，将锚定针锚定于室间隔，输送系统撤出右心房，收紧荷包

线。猪尾巴导管送至右心室心尖造影显示：LuX-Valve 位置良好，未见明显反流，猪尾巴导管送至右心室测压（46/20mmHg），拔除 6F 鞘管，荷包线打结（图 7.5）。

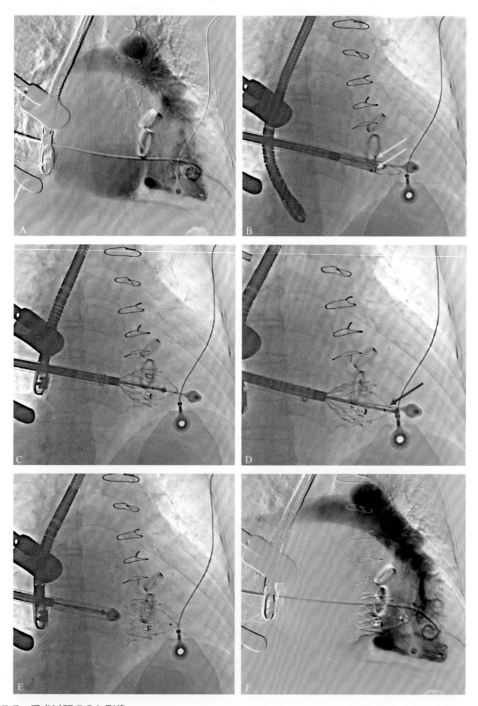

图 7.5　手术过程 DSA 影像

A. 猪尾巴导管在右心室造影，可见右心房影，提示三尖瓣大量反流；B. LuX-Valve 系统经右心房进入三尖瓣位置，打开前瓣夹持装置（黄色箭头所指）；C. 打开心房盘片，调整位置；D. 固定室间隔锚定针（红色箭头所指）；E. 释放瓣膜，撤出输送系统；F. 右心室造影，瓣膜位置形态理想，未见明显瓣周反流及中心性反流

　　再次术中经食管超声检查，结果与造影结果一致，收缩期双平面可见 LuX-Valve 关闭，瓣周未见明显反流；舒张期双平面可见 LuX-Valve 开放良好，瓣叶运动正常（图 7.6）。充分止血，右侧胸腔留置胸腔引流管。手术顺利，患者意识清醒，拔除气管插管，术后安全返回 ICU，次日转入普通病房，进行各项指标复查，于术后 5 天顺利出院。目前该患者已随访超过 2 年，症状及生活质量明显改善，无特殊并发症。

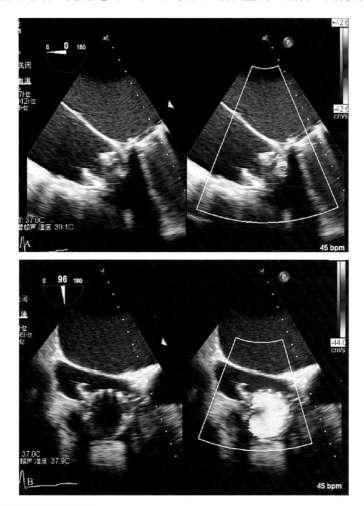

图 7.6　术后经食管超声检查影像

A. 收缩期双平面可见 LuX-Valve 关闭良好，瓣周未见明显反流；B. 舒张期双平面可见 LuX-Valve 开放良好，瓣叶运动正常

【术后 3D 打印评估】

　　利用患者术后 CTA 数据进行三维重建并 3D 打印，可清楚观察三尖瓣及毗邻结构解剖，瓣膜的形态、位置及瓣周反流情况，直观地进行手术效果评估。通过 3D 数字化及打印模型，可清楚观察到 LuX-Valve 精准定位于自体三尖瓣位置，瓣膜盘片与右心房贴合紧密，未见明显瓣周漏，瓣膜形态理想，瓣膜锚定件与室间隔平行，锚定稳固可靠（图 7.7）。

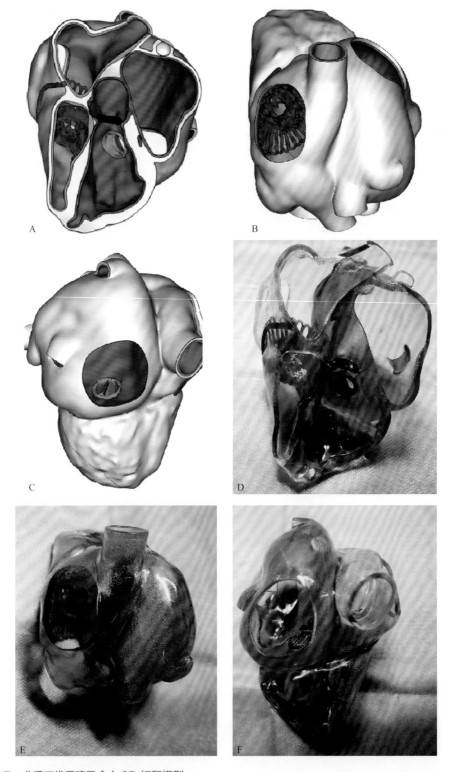

图 7.7   术后三维重建及全心 3D 打印模型

A. 三维重建全心剖面模型，剖面图可见 LuX-Valve、机械二尖瓣和机械主动脉瓣；B. 三维重建右心房面观；C. 三维重建左心房面观；D～F. 为相对应的 3D 打印模型（红色为三尖瓣位置的 LuX-Valve；蓝色为二尖瓣位置机械瓣；黑色为主动脉瓣位置机械瓣）

【病例小结及讨论】

左心瓣膜置换手术后随着二尖瓣病变的解除，肺动脉压降低，理论上右心室后负荷降低，右心室重塑三尖瓣瓣环不再继续扩大，三尖瓣关闭不全应该减轻或消失。然而，左心瓣膜术后继发晚期三尖瓣关闭不全或原有三尖瓣关闭不全加重发生率仍然较高。文献报道左心瓣膜置换术后继发晚期三尖瓣关闭不全的发生率为 27% 左右。其机制可能为：①左心瓣膜置换术后三尖瓣瓣环不能自动恢复正常大小，三尖瓣瓣环继续扩大，导致了左心瓣膜术后三尖瓣关闭不全加重。②心房颤动是左心瓣膜置换术后继发晚期三尖瓣关闭不全的风险因素。舒张晚期心房收缩消失，心室律完全不规整，过快及过短的心动周期使心室充盈受限。③左心瓣膜置换术后植入的人工瓣膜影响到心脏纤维骨架几何形状，双瓣置换术后对心脏纤维骨架的影响较单纯二尖瓣置换者大。左心瓣膜置换手术后一旦出现晚期三尖瓣关闭不全则预后较差，是发展为心源性恶病质的风险因素。这类患者往往年龄偏大、合并症较多，手术风险大，再次或多次手术的死亡率高达 19% ～ 50%，远远高于其他心脏手术，临床上亟需创伤小、效果可靠的新治疗方法和器械。

由陆方林教授团队联合宁波健世科技股份有限公司自主研发的 LuX-Valve 经导管三尖瓣置换系统，一代产品为经右心房入路，采用非径向支撑力锚定的方式，通过瓣叶捕获、瓣环定位及室间隔锚定的方式进行精准定位，降低对患者心脏收缩功能以及三尖瓣周围其他解剖结构（传导系统、冠状动脉等）的影响，在瓣膜未释放之前，还可精细微调支架瓣膜的轴向及角度，最大程度减少反流。一代的 LuX-Valve 已在 2021 年完成临床试验，笔者所在西京医院心血管外科研究团队 Mao Y 等总结了单中心 15 例患者的 1 年随访数据，结果显示所有患者三尖瓣反流降低至 <2+，Ⅱ 级以上 NHYA 心功能分级较术前有显著改善，结果表明应用 LuX-Valve 治疗重度 TR 是一种可行、相对安全、临床效果可靠的治疗方法，研究结果发表于 *J Cardiovasc Dev Dis*。目前已完成多中心 120 例注册登记研究，产品预计于 2023 年底获国家药品监督管理局批准上市。

利用 3D 打印辅助指导经导管三尖瓣置换手术，术前利用 CT 数据对患者三尖瓣及毗邻解剖结构进行三维重建并 3D 打印，以对患者解剖结构有清楚的认识，还可观察三尖瓣瓣叶的分布情况、室间隔走向、右心房和右心室的大小等解剖信息，从而进行手术规划。同时，设计的 3D 打印经导管三尖瓣治疗模拟器，可在 3D 打印模型上进行模拟手术，进行体外模拟瓣膜释放过程，提高术者对器械操作的熟练程度，减少术中相关的并发症及 X 线的照射时间。利用 3D 打印技术辅助经导管三尖瓣置换取得了优异的临床疗效，术前三尖瓣大量反流患者术后反流完全消失，血流动力学得到明显的改善。据查新，本病例为国内首例通过 3D 打印辅助的经导管三尖瓣置换术，手术顺利，瓣膜植入位置、深度理想，患者随访 2 年预后良好。将来，随着 LuX-Valve

瓣膜的上市，大量三尖瓣反流的患者将会通过微创的经导管三尖瓣治疗技术得到治疗，3D 打印辅助经导管三尖瓣置换手术也将会积累更多的临床经验，上升到一个新的台阶。

参考文献

[1] El Sabbagh A, Eleid M F, Al-Hijji M, et al. The various applications of 3D printing in cardiovascular diseases. Curr Cardiol Rep, 2018,20(6):47.

[2] Lu F, Qiao F, Lv Y, et al. A radial force-independent bioprosthesis for transcatheter tricuspid valve implantation in a preclinical model. Int J Cardiol, 2020, 319: 120-126.

[3] Lu FL, Ma Y, An Z, et al. First-in-man experience of transcatheter tricuspid valve replacement with LuX-Valve in high-risk tricuspid regurgitation patients. JACC Cardiovasc Interv, 2020, 13(13): 1614-1616.

[4] Ma Y, Ding P, Li L, et al. Three-dimensional printing for heart diseases: clinical application review. Biodes Manuf, 2021, 4(3): 675-687.

[5] Mao Y, Li L, Liu Y, et al. Safety, efficacy, and clinical outcomes of transcatheter tricuspid valve replacement: One-year follow-up. Front Cardiovasc Med, 2022,9: 1019813.

[6] Zhai M, Mao Y, Ma Y, et al. Transcatheter double valve replacement to treat aortic stenosis and severe tricuspid regurgitation with 3D printing guidance after mechanical mitral valve replacement. J Cardiovasc Dev Dis, 2022,9(9):296.

[7] 陈思, 顾君君, 杨帆, 等. LuX-Valve 系统经导管三尖瓣置换 26 例近期疗效分析. 中国心血管病研究, 2022,2: 104-107.

[8] 陈茂, 荆志成, 张浩, 等. 经导管三尖瓣置换治疗的现状与挑战. 中华心血管病杂志, 2021, 49(5): 420-424.

[9] 吕彦萌, 陆方林. 经导管介入治疗三尖瓣病变装置的研究进展. 中国胸心血管外科临床杂志, 2018,4:345-349.

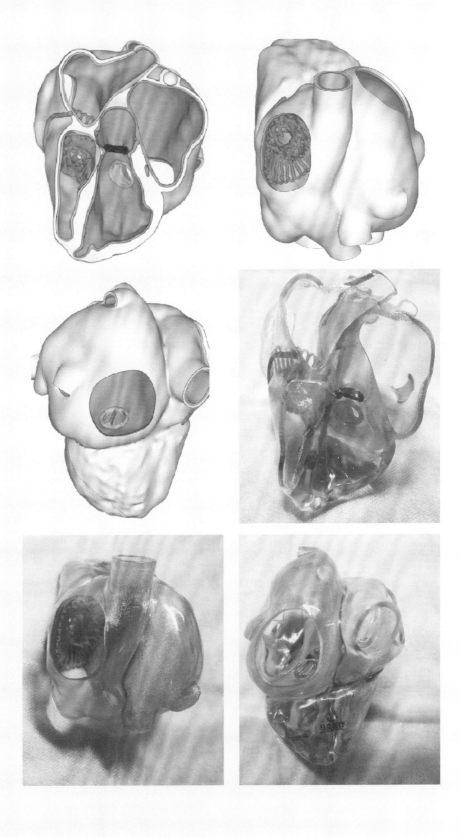

病例 2　3D 打印指导经颈静脉入路三尖瓣置换术（LuX-Valve Plus）

【病例基本信息】

患者，男，70 岁。主诉：心脏术后 7 年，发现心脏杂音 3 年。现病史：患者于 7 年前行主动脉瓣机械瓣置换术，3 年前自觉活动后气短，行心脏超声检查提示：三尖瓣关闭不全（大量）。既往史：7 年前行主动脉瓣机械瓣置换术，2 年前行膝关节置换术。主要异常检查及化验指标：白蛋白 37.9g/L；总胆红素 28.7μmol/L；γ- 谷氨酰基转移酶 149IU/L；胱抑素 C1.77mg/L；肌酐 107μmolL；尿酸 476μmol/L；氨基末端脑钠肽前体 2707.00pg/mL。

【术前诊断】

三尖瓣关闭不全（重度）；主动脉瓣机械瓣置换状态；二尖瓣关闭不全（少 - 中量）；心房颤动；心功能Ⅳ级（NYHA 分级）。

【术前超声检查】

主动脉瓣位机械瓣置换术后，机械瓣位置、回声、动度未见异常；双房、右心室大；肺动脉内径增宽；三尖瓣重度关闭不全；二尖瓣关闭不全；轻度肺动脉高压（平均压约 29mmHg)；主动脉硬化；左心室收缩功能正常。彩色血流及多普勒示：主动脉瓣位机械瓣上血流速度略加快；三尖瓣反流（大量）；二尖瓣反流（少 - 中量）；EDV 89mL，ESV 36mL，EF 60%，FS 31%，SV 54mL（图 7.8）。

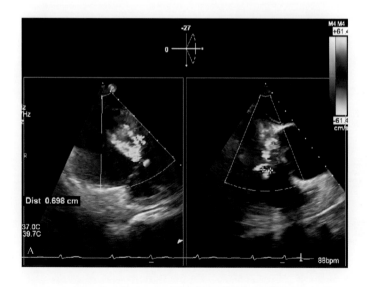

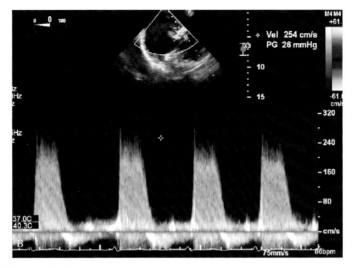

图 7.8　术前经食管超声检查影像

A. 双平面彩色多普勒血流可见三尖瓣大量反流,缩流颈 0.698cm; B. 三尖瓣瓣上反流频谱

【术前 CTA 评估】

　　术前利用 3Mensio 软件,对患者 CTA 数据进行分析评估,测量颈内静脉内径以确定是否足以通过输送系统,根据 LuX-Valve plus 瓣膜结构特点,确定三尖瓣瓣环后,测量瓣环平面上 10mm 处右心房的面积,以辅助选择瓣膜盘片的大小;对右心室、右心房大小进行测量,同时对室间隔与水平面夹角、室间隔厚度进行测量,以确定室间隔能够锚定稳固;模拟 DSA 状态,分析出瓣膜释放时的投照角度。通过分析测量,此例患者三尖瓣瓣环周长相对的直径 45.3mm;瓣环面积 1613.6mm^2;瓣环平面上 10mm 处右心房面积 2201.3mm^2;术中最佳投照角度为 RAO 48°、CAU 6°(图 7.9)。

【术前 3D 打印评估】

　　术前利用患者 CTA 数据,对三尖瓣及毗邻解剖结构进行计算机三维重建,导出

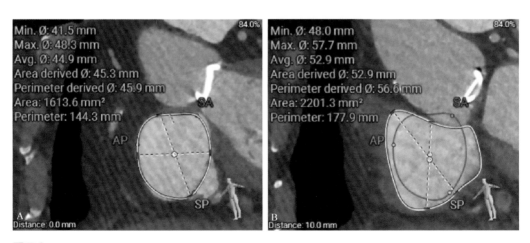

图 7.9

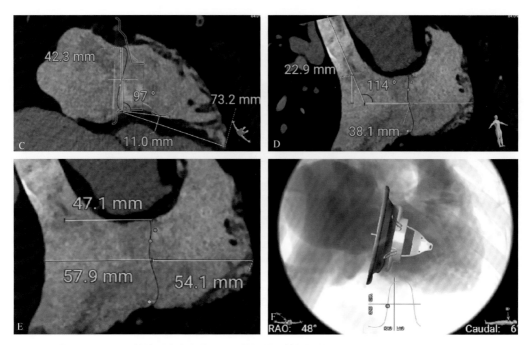

图 7.9　应用 3Mensio 软件对患者术前 CTA 数据进行分析评估

A. 三尖瓣瓣环面积 1613.6mm²；B. 瓣环平面上 10mm 处右心房面积 2201.3mm²；C. 室间隔与水平面夹角 97º，室间隔厚度 11.0mm；D. 上腔静脉与右心室心尖中轴之间夹角为 114º；E. 测量右心房、右心室等径线；F. 明确术中最佳投照角度（RAO 48º、CAU 6º）及虚拟瓣膜植入

STL 格式文件至 Stratasys Polyjet 850 打印机，进行多色彩、多材料、软硬相结合的 3D 模型打印。模型可反映患者真实解剖结构，供术者了解三尖瓣位置、形态及毗邻结构解剖关系，同时可在体外模拟瓣膜释放过程，观察瓣膜释放位置与瓣周漏发生的可能性，从而选择大小合适的瓣膜，还可通过模拟快速熟悉、掌握器械操作，对手术过程及治疗结果进行个性化方案规划（图 7.10）。

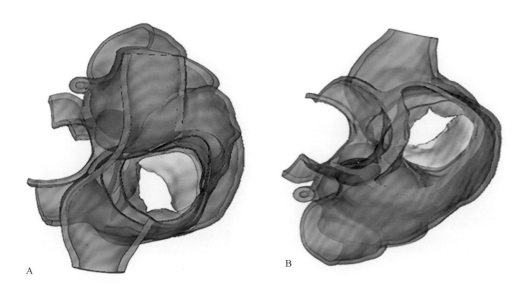

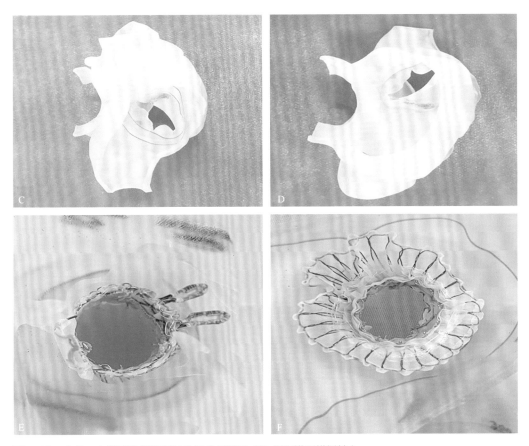

图 7.10　术前三尖瓣及毗邻解剖结构三维重建及 3D 打印模型模拟植入

A. 三维重建模型右心房面观；B. 三维重建模型右心室面观（黄色为三尖瓣前瓣叶，红色为主动脉瓣机械瓣）；
C. 3D 打印模型右心房面观；D. 3D 打印模型右心室面观（模型划线部位为三尖瓣瓣环位置和瓣上 10mm 位置）；
E. 应用 3D 打印模拟释放 LuX-Valve Plus 瓣膜，心室面观可见 2 枚夹持件位于三尖瓣瓣环下，夹持三尖瓣前瓣叶；
F. 应用 3D 打印模拟释放，右心房面观可见 LuX-Valve Plus 瓣膜心房伞盘展开，与右心房贴附良好

【手术过程】

　　于介入导管室行经导管三尖瓣置换术（TTVR）。患者取平卧位，颈部区域消毒铺巾。全身麻醉后，静脉注射肝素 5000U，分别穿刺右侧股动、静脉及颈内静脉后放置 6F 鞘管，经颈静脉植入单弯导管分别行右心房、右心室及肺动脉测压，测得右心房收缩 / 舒张（平均）压 23/16（19）mmHg，右心室收缩 / 舒张（平均）压 35/18（24）mmHg，肺动脉收缩 / 舒张（平均）压 32/14（20）mmHg；经股静脉鞘管插入 5F 猪尾巴造影导管至右心室造影，结果显示：三尖瓣大量反流。结合术前评估及 3D 打印模拟结果，选择 30 ～ 50mm 的 LuX-Valve Plus 瓣膜，经右侧颈内静脉入路，预埋单把缝合器，置入 36F 外鞘，DSA 引导下将装载好瓣膜的输送系统沿着导丝送入右心房，调整输送系统角度及方向，跨越三尖瓣进入右心室。超声及造影判断输送系统进入右心室的深度足够后，缓慢后撤外鞘，释放前瓣夹持件，整体后撤输送系统。TEE

评估见 2 枚夹持件均位于三尖瓣瓣环下，与前叶接触良好，快速后撤外鞘管，展开支架瓣膜主体及右心房盘片。在 TEE 监视下，旋转输送系统微调瓣膜，在瓣周漏最小时，将锚定针锚定于室间隔，固定并彻底释放瓣膜。术后即刻造影结果显示，三尖瓣瓣周未见反流；TEE 显示，三尖瓣位置良好，瓣叶启闭正常，未见瓣周漏。退出输送系统，撤除 36F 外鞘，收紧预埋缝合线并打结（图 7.11）。

测量右心房收缩 / 舒张（平均）压 27/12(17) mmHg，右心室收缩 / 舒张（平均）压 45/22(29) mmHg，肺动脉收缩 / 舒张（平均）压 51/31(38) mmHg。LuX-Valve Plus 器械为经皮穿刺，经血管入路，手术顺利，输送系统进入 - 撤出时间为 65min，射线曝光时间为 32min，辐射剂量为 4055mGy，术后即刻经食管超声显示无瓣周漏，无瓣口反流，平均跨瓣压差 1mmHg，峰值跨瓣压差 3mmHg，人工瓣叶开闭状态正常（图 7.12）。局部压迫止血，术后安全返回 ICU，次日转入普通病房并进行各项指标复查，于术后 4 天顺利出院。

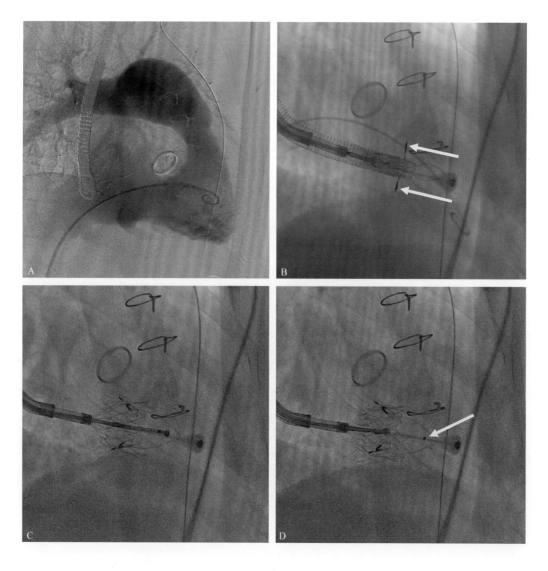

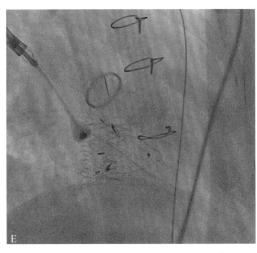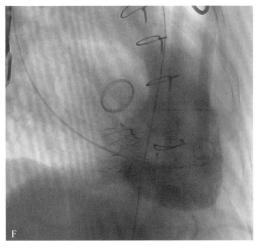

图 7.11　经颈静脉三尖瓣置换术中 DSA 影像

A. 术前右心室造影可见三尖瓣大量反流；B. LuX-Valve Plus 输送系统夹持件打开夹持三尖瓣前叶，黄色箭头可见；C. 后撤外鞘管，展开支架瓣膜主体及右心房盘片；D. 进行室间隔锚定，黄色箭头可见；E. 释放瓣膜，后撤输送系统；F. 术后造影可见三尖瓣无反流

【术后 3D 打印评估】

　　术后应用 CTA 数据，对三尖瓣及毗邻解剖结构进行三维重建，可清楚观察 LuX-Valve Plus 的形态及位置，侧位可见前瓣夹持件及室间隔锚定形态，右心房及右心室面可见心房面盘片及心室面瓣膜贴合紧密、形态理想（图 7.13）。

【病例小结及讨论】

　　此例为在 3D 打印的辅助指导下经导管治疗三尖瓣关闭不全的病例，为本中心 2022 年采用经颈内静脉入路利用 LuX-Valve Plus 瓣膜系统治疗三尖瓣反流的首例病例。

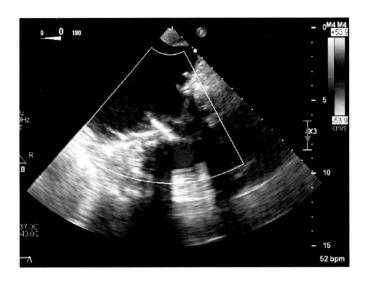

图 7.12

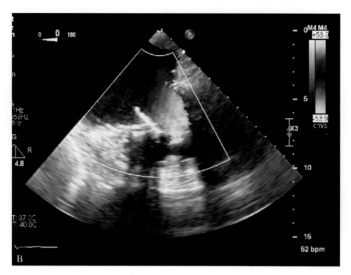

图 7.12　术后经食管超声检查影像

A. 收缩期右心室两腔心切面可见人工三尖瓣关闭良好，瓣周无反流；B. 舒张期右心室两腔心切面可见人工三尖瓣开放良好

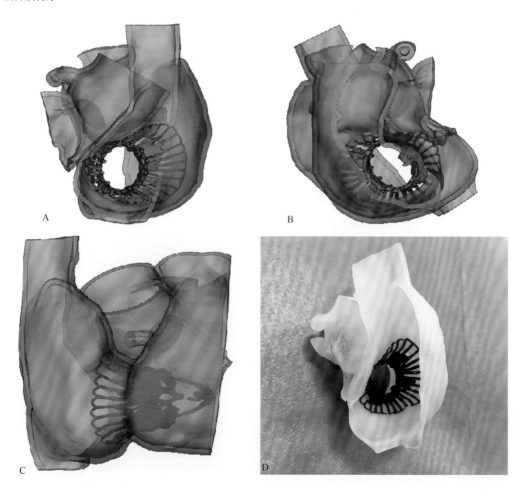

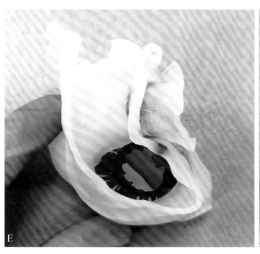
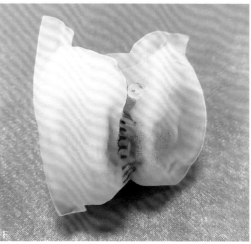

图 7.13　术后三尖瓣及毗邻解剖结构三维重建及 3D 打印模型

A. 三维重建模型右心房面观；B. 三维重建模型右心室面观；C. 三维重建模型侧位观；D ～ F. 为相对应的 3D 打印模型（红色部位为 LuX-Valve 人工瓣膜）

　　LuX-Valve Plus 是 LuX-Valve 第二代产品，是我国拥有完全自主知识产权的心脏瓣膜介入治疗产品，用于治疗重度三尖瓣反流。产品在全球范围内率先引用"非径向支撑力"和"室间隔固定"的设计理念（即采用贴靠支撑和室间隔锚定的方式进行人工瓣膜的固定），能更好适应三尖瓣局部复杂解剖结构特性。LuX-Valve Plus 采用经颈静脉入路的方式，创伤相对于第一代器械更小，患者预后更好。

　　通过 3D 打印技术辅助指导经导管三尖瓣置换术，目前不仅应用于国内各大心脏中心，而且在美国 Henry Ford 医院、加拿大温哥华圣保罗医院、法国波尔多里尔大学附属医院、德国美因茨心脏中心等逾 10 个国家的大型心脏中心也相继开展应用，并通过 TCTAP、TVT 等国际会议进行了相关报道。（图 7.14）。

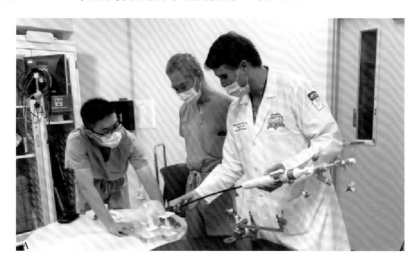

图 7.14

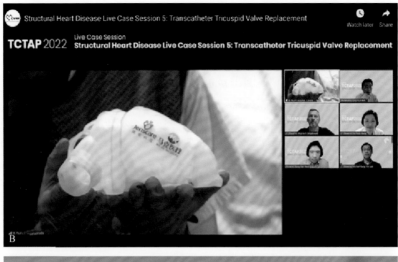

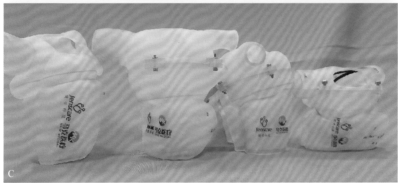

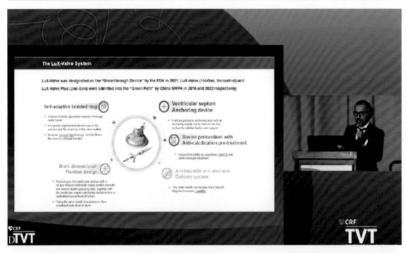

图 7.14　3D 打印指导 TTVR 技术的国际化应用

A. 美国专家应用 3D 打印技术辅助 TTVR 术；B. TCTAP 国际会议报道；C. 3D 打印不同患者的右心模型；D. TVT 国际会议报道

　　3D 打印用于经导管治疗三尖瓣置换术时，术前运用 3D 数字重建技术，将患者的右心、三尖瓣解剖区域影像转化为 3D 数字模型，使用仿生材料经多材料 3D 打印机制成 1∶1 的模型，使得术者更加清晰、直接地观察和了解患者病情。此外，通过术前手术模拟，助力术者制订个性化精准手术策略，提高手术的安全性及有效性。3D 打印模型 1∶1 真实复刻患者右心系统真实解剖结构，呈现出患者三尖瓣局部结构、形态等传统影像学检查难以显示的丰富信息，便于临床医生在术前更清晰、直观地观察，进行手术规划，使手术更加准确、安全。尤其是 LuX-Valve Plus 采用经颈静脉入路，其瓣膜输送系统设计复杂，整个操作学习曲线较长，应用 3D 打印模型反复演练，可为临床医生选择手术入路和手术规划等提供参考，以减少经导管三尖瓣置换术后瓣周漏等并发症的风险，充分保障手术的安全性和可靠性。

参考文献

[1] Benfari G, Antoine C, Miller W L, et al. Excess mortality associated with functional tricuspid regurgitation complicating heart failure with reduced ejection fraction. Circulation, 2019, 140(3): 196-206.

[2] Chorin E, Rozenbaum Z, Topilsky Y, et al. Tricuspid regurgitation and long-term clinical outcomes. Eur Heart J Cardiovasc Imaging, 2020,21(2):157-165.

[3] Demir OM, Regazzoli D, Mangieri A, et al. Transcatheter tricuspid valve replacement: principles and design. Front Cardiovasc Med, 2018, 5: 129.

[4] Florescu D R, Muraru D, Florescu C, et al. Right heart chambers geometry and function in patients with the atrial and the ventricular phenotypes of functional tricuspid regurgitation. Eur Heart J Cardiovasc Imaging, 2022,23(7):930-940.

[5] Mao Y, Li L, Liu Y, et al. Safety, efficacy, and clinical outcomes of transcatheter tricuspid valve replacement: One-year follow-up. Front Cardiovasc Med, 2022,9: 1019813.

[6] Muraru D, Veronesi F, Maddalozzo A, et al. 3D printing of normal and pathologic tricuspid valves from transthoracic 3D echocardiography data sets. Eur Heart J Cardiovasc Imaging, 2017,18(7):802-808.

[7] Sun Z, Li H, Zhang Z, et al. Twelve-month outcomes of the LuXValve for transcatheter treatment of severe tricuspid regurgitation. EuroIntervention, 2021, 17(10): 818-826.

[8] Wang DD, Qian Z, Vukicevic M, et al. 3D Printing, Computational Modeling, and Artificial Intelligence for Structural Heart Disease. JACC Cardiovasc Imaging, 2021,14(1):41-60.

[9] Zhang Y, Lu F, Li W, et al. A first-in-human study of transjugular transcatheter tricuspid valve replacement with the LuX-Valve Plus system. EuroIntervention, 2023,18(13):e1088-e1089.

病例 3　3D 打印指导经导管三尖瓣"瓣中瓣"置换术（Priz-Valve）

【病例基本信息】

　　患者，男，71 岁。主诉：间歇性胸闷、气短 4 年。现病史：患者于 4 年前无明显诱因感心悸、气短、胸闷、胸痛。行超声心动图检查提示：三尖瓣位生物瓣置换术后，三尖瓣关闭不全；右心房、右心室大。彩色血流及多普勒示：三尖瓣位生物瓣下血流速度加快，瓣上反流（大量）。既往史：15 年前行三尖瓣生物瓣置换术，有输血史。主要异常检查及化验指标：氨基末端脑钠肽前体 1403.00pg/mL；肌钙蛋白 I 0.092ng/mL。

【术前诊断】

　　三尖瓣生物瓣置换术后；三尖瓣狭窄并关闭不全（重度）；心功能Ⅳ级（NYHA 分级）；肺动脉高压。

【术前超声检查】

　　多切面示：三尖瓣位生物瓣位置正常，瓣叶增厚，回声增强，瓣环表面未见明显异常回声附着，舒张期瓣口开放受限，测开放间距约 9.0mm，连续方程法测得瓣口面积约 1.7cm^2，收缩期可见关闭不全间隙为 2mm。彩色血流及多普勒示：三尖瓣位生物瓣下血流速度加快 V_{max} 158cm/s，PG_{max} 10mmHg，V_{mean} 97cm/s，PG_{mean} 4mmHg，VTI 79cm；瓣上反流：长度 6.8cm，面积 16.7cm^2，容积 34.9mL，V_{max} 164cm/s，PG_{max} 11mmHg；余瓣膜厚度、回声及运动幅度未见异常，彩色血流未见异常（图 7.15）。右心房、右心室大，左心房大小正常高限；主动脉硬化；左心室舒张功能减低，收缩功能正常。EF 56%，FS 28%。

【术前 CTA 评估】

　　术前将患者 CTA 数据 DICOM 格式导入 3Mensio 软件，对衰败的三尖瓣生物瓣瓣环内径及瓣架高度进行分析测量，测得瓣环内径面积为 600.7mm^2、瓣架高度为 17.6mm；对右心房、右心室的大小进行测量，利用软件模拟植入 29mm 的 Priz-Valve 瓣膜；同时，在此基础上对入路和术中的投照角度等进行分析评估（图 7.16）。

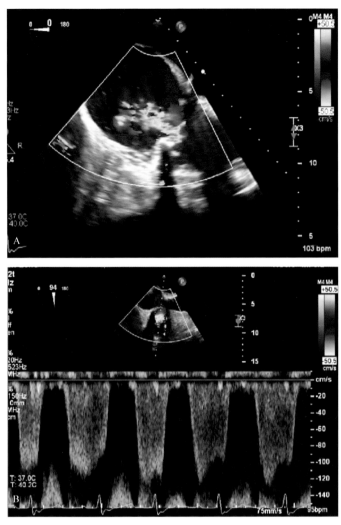

图 7.15　患者术前经食管超声检查影像

A. 彩色多普勒血流可见收缩期三尖瓣大量反流；B. 脉冲多普勒测得三尖瓣前向血流流速为 135cm/s

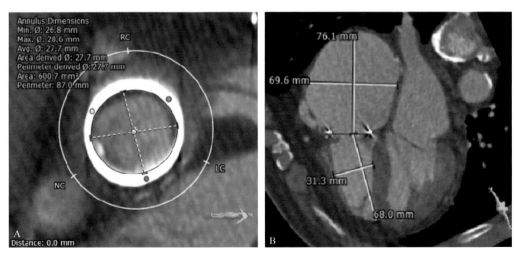

图 7.16

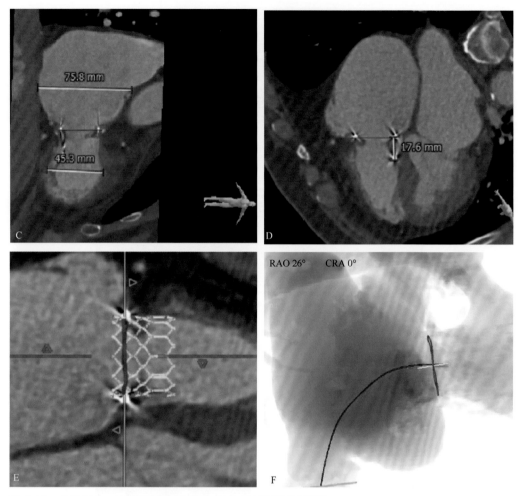

图 7.16　应用 3Mensio 软件对患者术前 CTA 数据进行分析评估

A. 衰败三尖瓣生物瓣瓣环内径面积 600.7mm²；B、C. 多切面测量右心房及右心室长径、前后径、左右径大小；D. 衰败生物三尖瓣瓣环到右心室距离约 17.6mm；E. 利用软件模拟植入 Priz-Valve 29mm 瓣膜；F. 计算术中最佳投照角度（RAO 26°、CRA 0°）并规划手术路径

【术前 3D 打印评估】

术前对三尖瓣及毗邻解剖结构进行三维重建及 3D 打印模型，进行手术规划和手术方案制订。应用 3D 模型可见衰败生物三尖瓣的位置分布及瓣架在右心室的位置和深度（图 7.17）。

同时，利用 3D 模型进行术前模拟释放，确定球囊扩张瓣膜的型号及术中释放和定位等相关注意事项（图 7.18）。

【手术过程】

于介入导管室行股静脉入路经导管三尖瓣"瓣中瓣"置换术。取平卧位，常规双侧腹股沟区域消毒铺巾，取左侧股动脉为穿刺点，2% 利多卡因 2mL 局部麻醉，成功

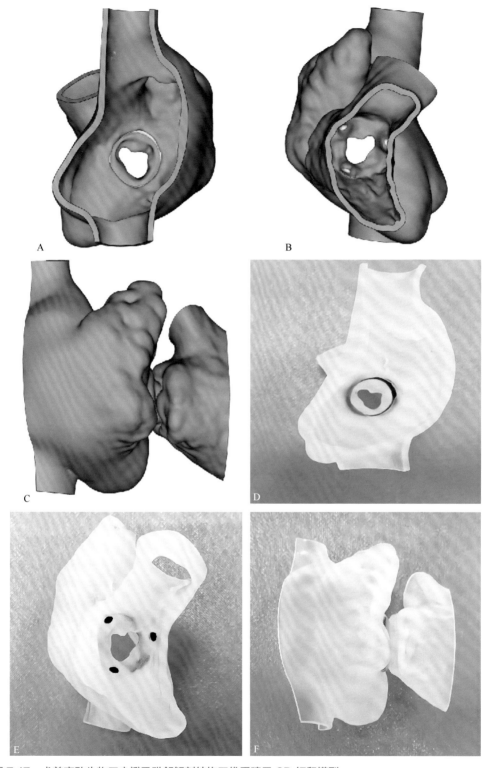

图 7.17　术前衰败生物三尖瓣及毗邻解剖结构三维重建及 3D 打印模型

A. 三维重建模型右心房面观；B. 三维重建模型右心室面观；C. 三维重建模型侧位观；D ～ F. 为相对应的 3D 打印模型
A、B 图中黄色为三维重建衰败生物三尖瓣瓣架，D、E 图中黑色为 3D 打印衰败生物三尖瓣瓣架

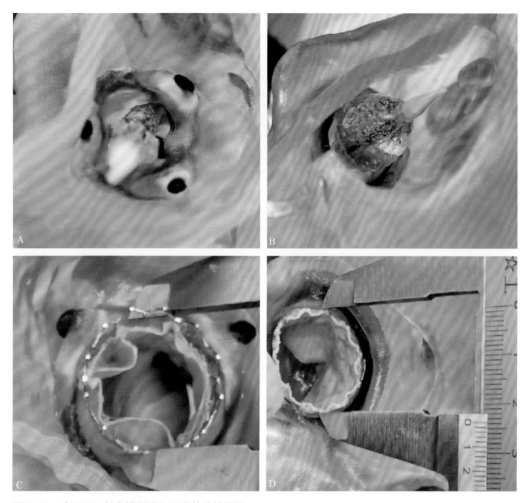

图 7.18　应用 3D 打印模型进行手术的体外模拟

A. 将 Priz-Valve 输送系统送入 3D 打印模型的三尖瓣内；B. 球囊充分充盈；C. 右心室流出道观瓣膜释放后状态；D. 右心房面观瓣膜释放后状态

穿刺右侧股静脉后放置 6F 动脉鞘管，静脉注射 3000U 肝素；将预塑形超硬导丝送入左心室心尖部作为起搏电极，调试好起搏器备用，也可省略起搏环节，在正常心率下释放瓣膜。经右侧腹股沟区穿刺股静脉植入 6F 鞘管，造影显示股静脉入路良好，使用 5F 猪尾巴导管引导泥鳅导丝通过三尖瓣瓣口，利用猪尾巴导管分别测量肺动脉及右心室压力，测压结束后，对右心室进行造影，观察到收缩期大量对比剂充盈至右心房，三尖瓣关闭不全；更换 Lunderquist 加硬导丝至右心室，沿导丝送入 26F GORE 外鞘，将 29mm 的 Priz-Valve 瓣膜输送系统沿 Lunderquist 加硬导丝通过右心房送至衰败的三尖瓣瓣环处，调整同轴性并确定好释放位置后，充盈球囊并保压 >5s，瓣膜释放结束，撤出输送系统。应用猪尾巴导管行右心室造影，瓣膜位置、形态良好，瓣周未见明显反流（图 7.19）。

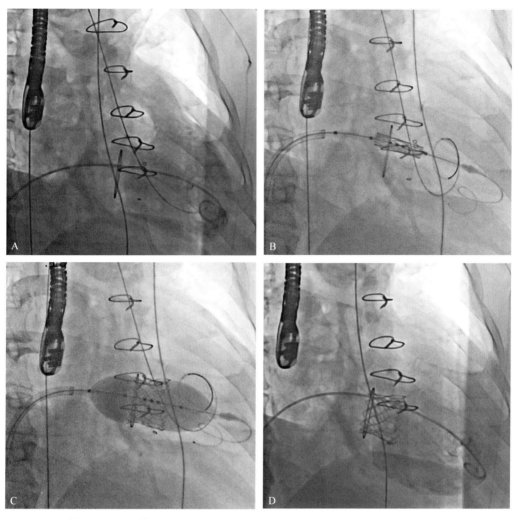

图 7.19　手术过程 DSA 影像

A. 应用猪尾巴导管行右心室造影，可见三尖瓣大量反流至右心房；B. 输送系统跨越三尖瓣生物瓣架并调整输送系统同轴性；C. 充盈球囊，释放瓣膜；D. 释放结束，撤出输送系统，应用猪尾巴导管行右心室造影可见瓣膜形态、位置理想，瓣周未见明显反流

　　术后食管超声检查结果显示收缩期双平面彩色多普勒血流可见 Priz-Valve 瓣膜关闭良好；脉冲多普勒测得三尖瓣前向血流，流速为 80cm/s（图 7.20）。局部按压止血，纱布绷带加压包扎，嘱患者术肢制动 24h。手术顺利，术后患者无不适，安全返回监护室，次日转入普通病房，并进行各项指标复查，于术后 3 天顺利出院。

【术后 3D 打印评估】

　　利用患者术后 CTA 数据，进行三维重建并 3D 打印三尖瓣及毗邻解剖结构，通过术后 3D 打印模型可清楚观察瓣膜的形态、位置及瓣周反流情况，直观地进行手术效果评估。利用模型，可清楚观察到 Priz-Valve 瓣膜与衰败三尖瓣贴合牢固，位置良好，瓣周未见漏口，瓣膜形态理想（图 7.21）。

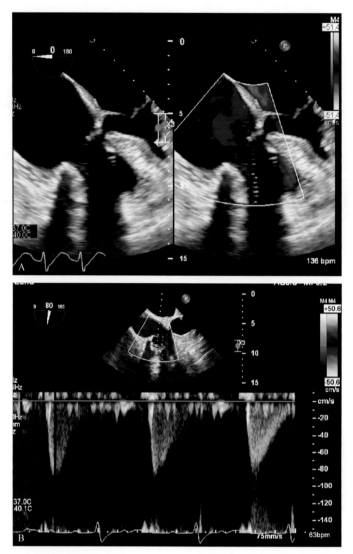

图 7.20　患者术后经食管超声检查影像

A. 收缩期双平面彩色多普勒血流可见 Priz-Valve 瓣膜关闭良好；B. 脉冲多普勒测得三尖瓣前向血流流速为 80cm/s

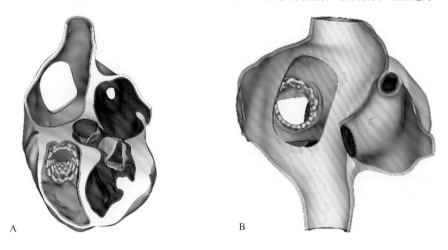

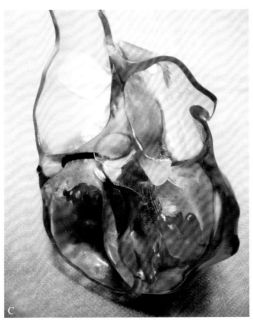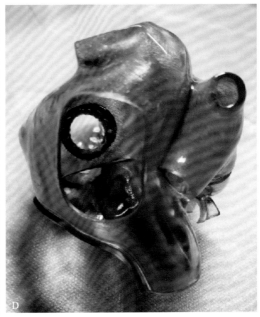

图 7.21   术后三维重建及 3D 打印患者全心模型

A. 三维重建模型剖面观可见三尖瓣瓣环与球囊扩张式瓣膜；B. 三维重建术后全心模型右心房面观；C. 3D 打印模型剖面观可见三尖瓣瓣环与球囊扩张式瓣膜；D. 3D 打印模型右心房面观（红色为球囊扩张瓣膜支架；黑色为衰败生物瓣瓣环）

【病例小结及讨论】

既往通过外科手术行三尖瓣生物瓣置换的患者，因为生物瓣的使用寿命有限，一定时间后会发生再次关闭不全或因其他原因导致生物瓣衰败，影响三尖瓣功能，严重时往往需要再次手术治疗。然而，对于已经进行过三尖瓣置换手术的患者，生物瓣衰败后大多数患者心功能都比较差，而手术风险较高，因此较难承受再次开胸进行外科三尖瓣置换。相关文献结果显示，进行经导管三尖瓣"瓣中瓣"技术治疗生物瓣衰败有较好的临床疗效。笔者所在西京医院心血管外科团队通过术前讨论，制订了适合该患者的手术方案。通过 CT 影像分析，结合 3D 打印的辅助评估和术前模拟，通过经导管植入 Priz-Valve 球囊扩张式瓣膜对该患者进行治疗。自 2021 年，Priz-Valve 已开启国产首个球囊扩张式瓣膜的国内上市前临床注册研究，使国内自主研发的介入瓣膜种类更为丰富，为老年危重瓣膜病患者提供了有效的治疗器械和解决方案。

前期已有相关文献报道，3D 打印技术在经导管主动脉瓣"瓣中瓣"、经导管二尖瓣"瓣中瓣"手术中具有重要的辅助指导作用，相对于三尖瓣"瓣中瓣"手术的不同之处在于手术解剖部位的区别。本中心结合 3D 打印技术，首次应用国产球囊扩张式瓣膜，通过经股静脉途径，以最微创的方式，采取"瓣中瓣"技术治疗三尖瓣生物瓣衰败，取得了理想的初期临床效果。术前通过对该患者三尖瓣及毗邻解剖结构的三维重建及 3D 打印，通过模型了解解剖的同时，进行体外模拟，确定瓣膜型号的大小、预判术中可能出现的相关并发症，以及针对患者比较大的右心房，对导丝通过衰败的三尖瓣瓣环至右心室的难易程度进行模拟，以预测手术中可能出现的情况。此例手术的成功开展，表明 3D 打印技术对于"瓣中瓣"技术的顺利开展具有显著的指导价值，可协助制订个性化手术策略，优化手术流程，大幅缩短医生学习曲线以及减少并发症等。

参考文献

[1]　Capretti G, Urena M, Bouleti C, et al. Transcatheter tricuspid valve-in-valve replacement: making it simpler. Catheter Cardiovasc Interv,2020, 95:65-67.

[2]　Kronberg K, Horn M, Mellert F, et al. Transcatheter tricuspid valve-in-valve replacement in two patients with Ebstein anomaly: technical considerations. Clin Res Cardiol,2021,110:472-477.

[3]　Scarsini R, Lunardi M, Pesarini G, et al. Long-term follow-up after trans-catheter tricuspid valve-in-valve replacement with balloon-expandable aortic valves. Int J Cardiol, 2017,235:141-146.

[4]　Morimoto N, Matsushima S, Aoki M, et al. Long-term results of bioprosthetic tricuspid valve replacement: an analysis of 25 years of experience. Gen Thorac Cardiovasc Surg,2013, 61:133-138.

[5]　Praz F, George I, Kodali S, et al. Transcatheter tricuspid valve-in-valve intervention for degenerative bioprosthetic tricuspid valve disease. J Am Soc Echocardiogr,2018,31:491-504.

[6]　Ravani M, Koni E, Al Jabri A, et al. Transcatheter tricuspid valve-in-valve replacement in patients with large degenerated bioprostheses: two case reports treated with Sapien 3 device using the new ultra delivery system. Cardiovasc Revasc Med,2020,21:3-7.

[7]　Sanon S, Cabalka A K, Babaliaros V, et al. Transcatheter tricuspid valve-in-valve and valve-in-ring implantation for degenerated surgical prosthesis. JACC Cardiovasc Interv,2019,12(15):1403-1412.

[8]　Spring A M, Pirelli L, Basman C L,et al. The importance of pre-operative imaging and 3D printing in transcatheter tricuspid valve-in-valve replacement. Cardiovasc Revasc Med, 2021,28S:161-165.

[9]　Vahanian A. Transcatheter tricuspid intervention: the new challenge of structural valve intervention. EuroIntervention, 2018, 20,13(14):1631-1633.

[10]　Viotto G, Paim L, Souza R, et al. Early outcomes of transcatheter tricuspid valve-in-valve implantation: a case series. Interact Cardiovasc Thorac Surg,2019,29:59-63.

[11]　李兰兰 , 金屏 , 刘洋 , 等 . 国产球囊扩张式瓣膜经导管"瓣中瓣"治疗三尖瓣生物瓣衰败的临床应用 . 中国胸心血管外科临床杂志 , 2021, 28(8): 908-914.

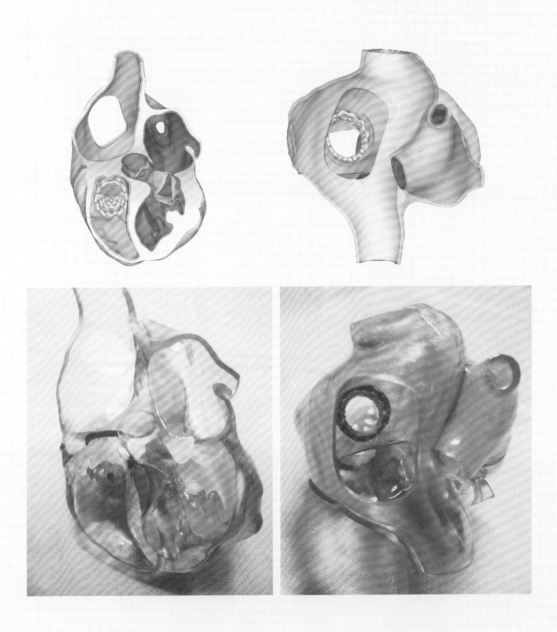

病例 4　3D 打印指导经导管三尖瓣"环中瓣"置换术（Priz-Valve）

【病例基本信息】

　　患者，女，62 岁。主诉：外科三尖瓣修复术后 4 年，活动后胸闷气促 1 年。现病史：患者 4 年前行外科三尖瓣瓣环成形术，植入 28mm Edwards MC3 成形环，1 年前，患者出现活动后胸闷气促，伴有头晕、黑矇、腹胀、嗳气、面部水肿，夜间阵发性呼吸困难。超声心动图检查提示：三尖瓣成形术后；三尖瓣中重度反流；双房及右心室增大，伴轻度肺动脉高压。既往史：4 年前行三尖瓣成形术，15 年前行"经腹子宫全切术"。主要异常检查及化验指标：尿素 8.3mmol/L；尿酸 398pmol/L；肌钙蛋白 T 0.068ng/mL；氨基末端脑钠肽前体 465.0pg/mL。

【术前诊断】

　　三尖瓣关闭不全；三尖瓣成形术后；心房扑动；心功能Ⅳ级（NYHA 分级）。

【术前超声检查】

　　心脏超声检查显示：三尖瓣成形术后，中重度三尖瓣反流，三尖瓣瓣口面积 4.0cm²；右心房及右心室增大，伴轻度二尖瓣反流；轻度肺动脉高压（图 7.22）。

【术前 CTA 评估】

　　术前将患者 CT 数据 DICOM 格式导入 3Mensio 软件，对患者成形环、右心相关

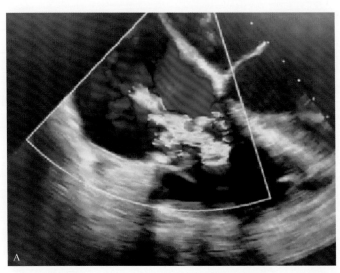

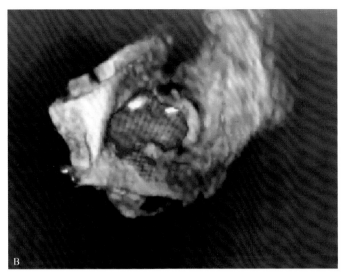

图 7.22　术前超声心动图影像

A. 四腔心切面彩色多普勒血流可见三尖瓣处大量反流；B. 经食管三维超声心动图右心房面可见三尖瓣反流

解剖及入路进行分析测量：患者三尖瓣位可见"C"形人工成形环（28mm Edwards MC3），患者成形环内径 22.5mm，有效开口面积 381.1mm² （图 7.23）。

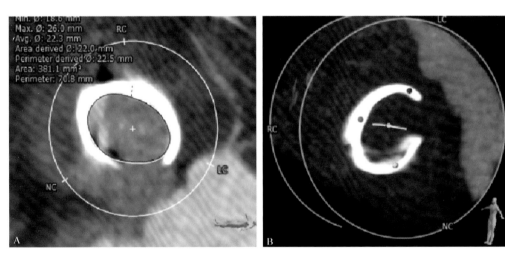

图 7.23　术前 CTA 测量分析

A. 测量三尖瓣成形环内径；B. 观察成形环形态

【术前 3D 打印评估】

　　术前利用患者的 CT 影像数据，对患者三尖瓣和毗邻解剖结构进行数字三维重建，可清楚观察到"C"形人工成形环的形态、位置及毗邻解剖结构（图 7.24）。

　　导出 STL 文件至 Stratasys Polyjet 850 多色彩、多材料、喷射成型 3D 打印机，经

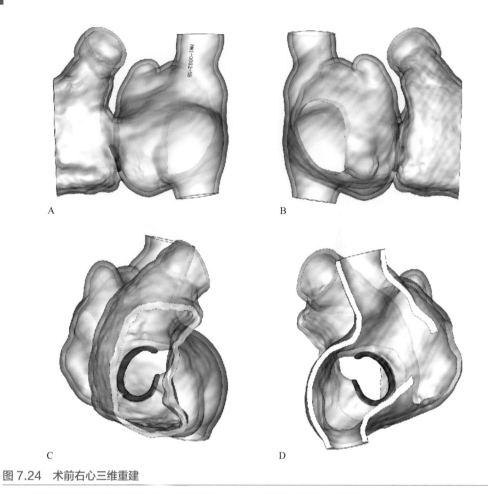

图 7.24   术前右心三维重建

A、B. 侧位观可见三尖瓣成形环；C. 右心室面观；D. 右心房面观（蓝色为成形环）

后处理后得到 1∶1 医用 3D 打印模型，在超声检查和 CT 评估的基础上，通过 3D 打印模型体外模拟"环中瓣"释放过程，对拟植入的瓣膜型号进行验证（图 7.25），判断瓣周漏等并发症风险可能，制订个性化手术策略及方案。

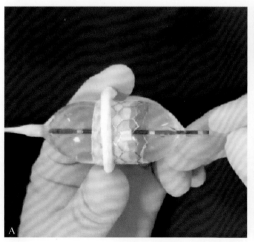

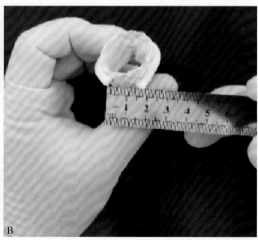

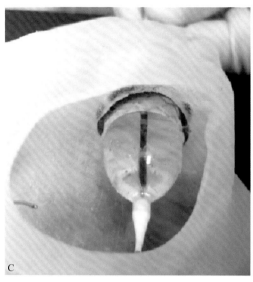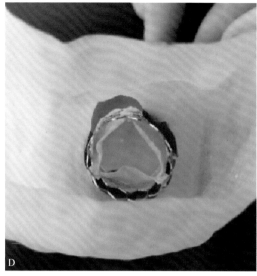

图 7.25　术前应用成形环及 3D 打印模型进行模拟三尖瓣"环中瓣"置换术

A. 利用 26mm 球囊扩张式瓣膜在成形环上进行测试；B. 观察瓣膜与成形环的贴合情况；C. 利用 3D 打印模型模拟释放 26mm Priz-Valve 球囊扩张式瓣膜；D. 瓣膜释放后右心室面观，提示 C 形环开口处有瓣周漏可能

【手术过程】

患者取平卧位，常规双侧腹股沟区域消毒铺巾，全身麻醉，静脉注射 3000U 肝素，取右侧股静脉为穿刺点，成功穿刺后放置 6F 动脉鞘管，送入泥鳅导丝，导入 26F GORE 长鞘，术前测右心房压 18mmHg，6F 猪尾巴导管指引下导入泥鳅导丝至肺动脉，经食管超声提示导丝位于人工瓣环外，瓣膜置入后移位风险大，遂决定改为经颈静脉入路。暴露右侧颈部并消毒，沿右颈静脉走行做 3cm 纵行切口，切开皮肤，逐层分离皮下组织，暴露右侧颈内静脉，近远端分别套带。用 5-0 聚丙烯线缝合直径约 1cm 的荷包，穿刺右侧颈静脉并穿刺置入 6F 鞘管，透视下置入泥鳅导丝至下腔静脉，导入 26F GORE 长鞘，在猪尾巴导管指引下将泥鳅导丝送入右肺动脉远端，交换以 Lunderquist 加硬导丝进入右肺动脉。根据 CT 分析评估结果，选取 RAO 30° + CAU 0° 投射角度，充分显示 MC3 人工成形瓣环全貌。透视下经导丝置入 26mm Priz-Valve 介入瓣膜系统（上海纽脉医疗科技股份有限公司）至三尖瓣瓣环下约 1cm 处，充盈瓣膜高压球囊，保压 >5s 后排空球囊，透视评估瓣膜位置良好。超声心动图提示有中度瓣周漏，增加球囊充盈 3mL 再次扩张，超声心动图提示瓣周漏明显减少，透视及 TEE 确认介入瓣膜位置满意后撤出输送系统（图 7.26）。经导丝导入 6F 猪尾巴导管，行右心室造影，提示轻度三尖瓣瓣周漏。经食管超声提示：介入三尖瓣植入术后轻度瓣周反流。心电图提示无传导阻滞，仔细止血，间断缝合颈部切口。手术顺利，术中出血约 50mL，未输血。术后安全返回 ICU，次日转入普通病房，并进行各项指标复查，于术后 3 天顺利出院。

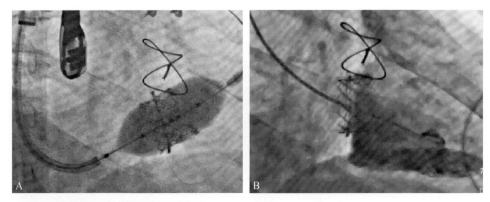

图 7.26　经静脉途径行"环中瓣"手术的术中 DSA 影像

A. 输送系统经静脉途径定位于三尖瓣人工瓣环处，球囊扩张释放瓣膜；B. 术后右心室造影可见瓣膜位置理想，轻度瓣周反流

【术后经食管超声心动图】

三尖瓣处可见球囊扩张式瓣膜，多普勒血流超声可见三尖瓣植入术后球囊扩张式瓣膜位置良好，瓣周少量反流，主要位于成形环开口处（图 7.27）。

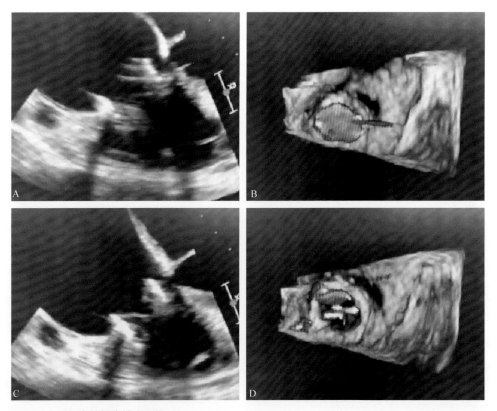

图 7.27　术后经食管超声检查影像

A. 舒张期右心室三尖瓣瓣环处可见人工支架瓣膜开放良好；B. 舒张期三维超声示介入瓣膜血流通畅；C. 收缩期右心室三尖瓣位可见人工支架瓣膜关闭良好；D. 收缩期三维超声右心房面可见瓣周少量反流

【病例小结及讨论】

　　经皮三尖瓣"环中瓣"置换术具有无须再次开胸、无须体外循环支持、手术时间短、安全性高等优点，是三尖瓣成形环术后再次反流的患者的一种微创和有效的治疗选择。但由于患者在三尖瓣成形手术时，植入的三尖瓣人工成形环种类多样、质地各异，且多为非对称非平面"C"形开口式结构，存在一定的评估、定位与释放难度，并伴有较高的介入瓣移位与瓣周漏风险，以致目前国际上开展例数不多，经验及疗效有限。

　　据查新及文献检索，此例复旦大学附属中山医院心血管外科完成的经皮三尖瓣"环中瓣"置换术为中国首例。在 3D 打印的辅助下，采用经颈静脉入路植入Priz-Valve 球囊扩张式瓣膜。利用 3D 打印术前明确该患者三尖瓣成形环为 C 形，开口仅占成形环的 1/6，精确评估三尖瓣局部解剖结构及毗邻关系，同时，选取同型号的成形环并根据患者 1∶1 的 3D 打印模型进行术前模拟，进一步指导 Priz-Valve 瓣膜型号大小的选择、释放的起始位置，评估支架与瓣环的贴合程度以及出现瓣膜移位及瓣周反流等并发症的可能性。通过术前 3D 模型对三尖瓣解剖的分析、模拟释放等评估后，认为可尝试进行手术，存在瓣周漏的可能，制订出个性化的手术方案并顺利开展"环中瓣"手术。本病例的成功实施，表明应用 3D 打印技术辅助，利用 Priz-Valve 瓣膜系统，对三尖瓣成形术后复发反流的患者，行"环中瓣"置换术是安全可行的，3D 打印技术能够助力瓣膜选择、定位、并发症防治等全流程，将会使更多的三尖瓣成形环瓣膜成形术后再次反流的患者，通过介入微创的术式获益。

参考文献

[1] Aboulhosn J, Cabalka A K, Levi D S, et al. Transcatheter valve-in-ring implantation for the treatment of residual or recurrent tricuspid valve dysfunction after prior surgical repair. JACC Cardiovasc Interv, 2017,10(1): 53-63.

[2] Giannopoulos A A, Mitsouras D, Yoo S J, et al. Applications of 3D printing in cardiovascular diseases. Nat Rev Cardiol, 2016,13(12):701-718.

[3] Lu FL, An Z, Ma Y, et al. Transcatheter tricuspid valve replacement in patients with severe tricuspid regurgitation. Heart, 2021,107(20):1664-1670.

[4] Martelli N, Serrano C, van den Brink H, et al. Advantages and disadvantages of 3-dimensional printing in surgery: a systematic review. Surgery, 2016,159(6):1485-1500.

[5] Mcelhinney D B, Aboulhosn J A, Dvir D, et al. Mid-term valve-related outcomes after transcatheter tricuspid valve-in-valve or valve-in-ring replacement. J Am Coll Cardiol, 2019,73(2): 148-157.

[6] Mcelhinney D B, Cabalka A K, Aboulhosn J A, et al. Transcatheter tricuspid valve-in-valve implantation for the treatment of dysfunctional surgical bioprosthetic valves: an international, mult

icenter registry study. Circulation, 2016,133(16): 1582-1593.

[7] Sanon S, Cabalka A K, Babaliaros V, et al. Transcatheter tricuspid valve-in-valve and valve-in-ring implantation for degenerated surgical prosthesis. JACC Cardiovasc Interv,2019,12(15): 1403-1412.

[8] Sharma H, Nadir M A, Steeds R P, et al. Transcatheter valve-in-ring and para-ring vascular plug implantation f or severe tricuspid regurgitation following annuloplasty ring failure: a case report. Eur Heart J Case Rep, 2022,6(2): ytac041.

[9] Sun Z, Li H, Zhang Z, et al. Twelve-month outcomes of the LuX-Valve for transcatheter treatment of severe tricuspid regurgitation. EuroIntervention,2021,17(10): 818-826.

[10] Tack P, Victor J, Gemmel P, et al. 3D-printing techniques in a medical setting: a systematic literature review. Biomed Eng Online, 2016,15(1):115.

[11] 陈天博 , 刘菁 , 黄焕雷 . 瓣膜成形环对功能性三尖瓣关闭不全的治疗效果 . 岭南心血管病杂志 ,2019, 25(2):163-167.

[12] 刘浪 , 曹勇 , 陈凯明 , 等 . 三尖瓣前瓣增补法联合 C 形环植入治疗原发风湿性三尖瓣关闭不全的效果分析 . 中国医学创新 , 2020, 17(17):136-140.

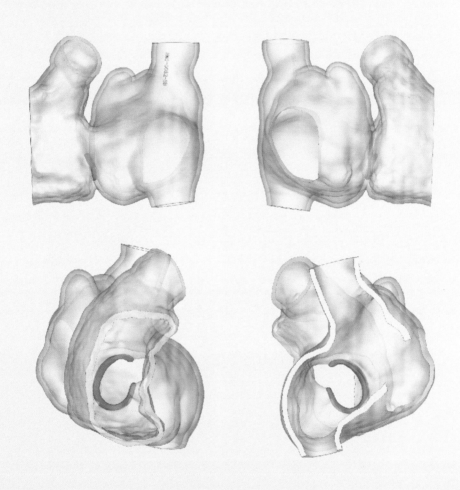

病例 5　3D 打印指导经颈静脉三尖瓣"环中瓣"置换术（LuX-Valve Plus）

【病例基本信息】

患者，男，67 岁。主诉：外科三尖瓣修复术后 3 年，劳力性呼吸困难、胸闷及外周水肿 6 个月余。现病史：患者 3 年前行外科二尖瓣成形＋三尖瓣成形术，于三尖瓣处植入 28mm Carpentier-Edwards 成形环，术后恢复尚可。6 个月前患者出现疲劳、头晕、黑矇、劳力性呼吸困难、胸闷和外周水肿等症状。于当地医院行超声心动图提示：二尖瓣及三尖瓣成形术后；三尖瓣重度反流伴二尖瓣中度反流；双房及右心室增大伴轻度肺动脉高压。主要异常检查及化验指标：氨基末端脑钠肽前体 2530.0pg/mL。

【术前诊断】

三尖瓣关闭不全（极大量）；二尖瓣关闭不全（中量）；三尖瓣修复术后；二尖瓣修复术后；心房颤动；心功能Ⅳ级（NYHA 分级）。

【术前超声检查】

心脏超声检查显示：三尖瓣成形术后重度三尖瓣反流（反流量 62mL），三尖瓣瓣口面积 4.0cm²；双房及右心室增大伴轻中度二尖瓣反流；轻度肺动脉高压（图 7.28）。

【术前 CTA 评估】

术前利用 3Mensio 软件，对患者 CTA 数据进行分析评估，根据 LuX-Valve 结构特点，确定三尖瓣瓣环后，测量瓣环面积以及瓣环平面上 10mm 处右心房的面积，以辅助选择盘片的大小；对右心室、右心房大小进行测量，确定导管及输送系统能在右心中正常弯曲、操作；同时对室间隔与三尖瓣瓣环平面夹角、室间隔厚度进行测量，以确定室间隔锚定位置及锚定稳固；模拟 DSA 状态，分析出瓣膜释放时的投照角度。通过分析测量，此例患者三尖瓣瓣环周长相对直径 37.2mm；瓣环面积 1078.4mm²；瓣环平面上 10mm 处右心房面积 4350.9mm²，术中最佳投照角度 RAO 38°、CAU 2°（图 7.29）。

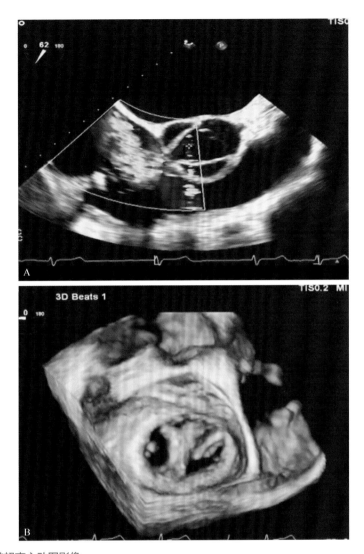

图 7.28　术前超声心动图影像

A. 彩色多普勒血流可见三尖瓣大量反流；B. 经三维经食管超声可见三尖瓣成形环

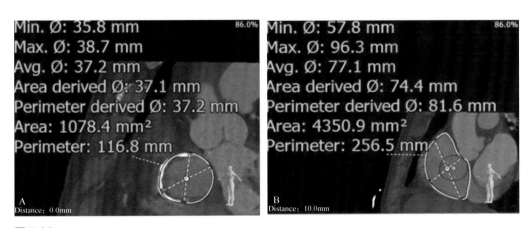

图 7.29

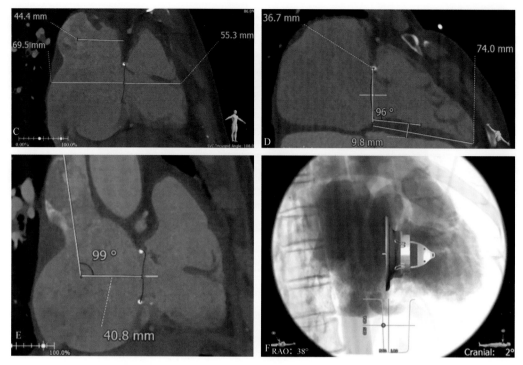

图 7.29   应用 3Mensio 软件对患者术前 CTA 数据进行分析评估

A. 瓣环面积 1078.4mm²；B. 瓣环平面上 10mm 处右心房面积 4350.9mm²；C. 测量右心房及右心室的径线；D. 室间隔与三尖瓣环夹角 96°，室间隔厚度 9.8mm；E. 上腔静脉与三尖瓣环的夹角为 99°；F. 确定术中最佳投照角度（RAO 38°、CAU 2°）并进行虚拟瓣膜植入

【术前 3D 打印评估】

术前利用患者的 CT 影像数据，对患者三尖瓣和毗邻解剖结构进行数字三维重建，导出 STL 文件至 Stratasys Polyjet 850 多色彩、多材料、喷射成型 3D 打印机，经后处理后得到 1∶1 医用 3D 打印模型，用于规划和模拟 TTVR 手术的关键操作。可以调整 LuX-Valve Plus 输送系统的角度并模拟释放瓣膜；通过选取合适大小的瓣膜进行植入，评估夹持件与三尖瓣人工瓣环的关系，判断能否牢固夹持并固定，从右心房及右心室侧观察瓣膜释放后的位置、形态，以及是否存在移位、瓣周漏等并发症可能，快速熟悉、掌握器械操作，对手术进行个性化的方案规划（图 7.30）。

【手术过程】

患者于全身麻醉下实施手术，并在 DSA 和 TEE 的引导下进行。选择右颈静脉和右股静脉作为穿刺点。经右侧颈内静脉入路，预埋单把缝合器，置入 36F 外鞘，通过股静脉穿刺点放置 6F 鞘，在导丝引导下向右心室逆行输送 6F 猪尾巴导管，测量肺动脉压和右心室压分别为 30/14mmHg 和 28/7mmHg。右心室造影显示三尖瓣大量反流，同时确定三尖瓣瓣环平面的位置。将 JS/TTVI-30-50 介入瓣膜与输送系统（33F）通

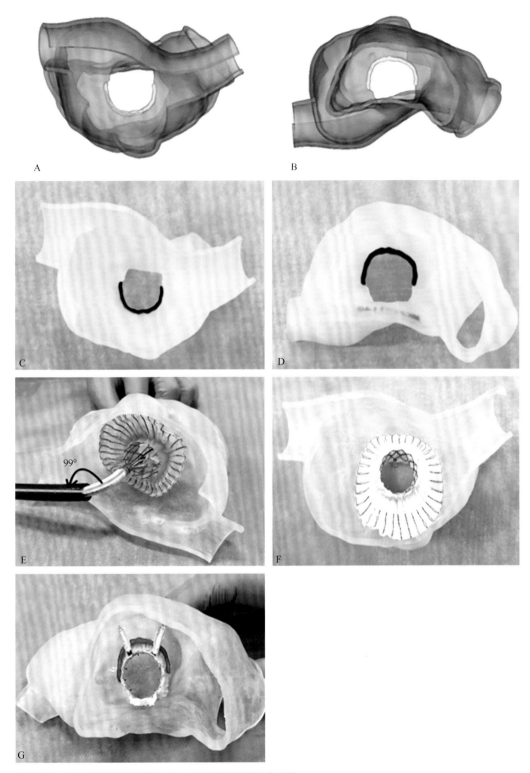

图 7.30　术前三维重建及利用 3D 打印模型模拟手术过程

A. 三维重建右心模型，右心房面观；B. 三维重建右心模型，右心室面观；C、D. 1：1 等比例还原的 3D 打印模型；
E. 利用 3D 打印模型模拟 TTVR 手术；F. 瓣膜释放后右心房面观；G. 瓣膜释放后右心室面观

过颈静脉 36F 鞘推进至上腔静脉。根据 3D 打印模型的术前模拟，调整输送系统的弯曲角度，以确保通过功能手柄与三尖瓣瓣环保持同轴。TEE 及 DSA 判断输送系统进入右心室深度足够后，缓慢后撤外鞘，释放前瓣夹持件，整体后撤输送系统。TEE 评估见 2 枚夹持件均位于三尖瓣瓣环下，与前叶接触良好，快速后撤外鞘管，展开支架瓣膜主体及右心房盘片。在 TEE 监测下，旋转输送系统微调瓣膜，在瓣周漏最小时，将锚定针固定于室间隔，固定瓣膜。彻底释放瓣膜，造影显示三尖瓣瓣周未见反流（图 7.31）。

TEE 显示：三尖瓣位置良好，瓣叶形态正常，未见瓣周漏。退出输送系统，撤出

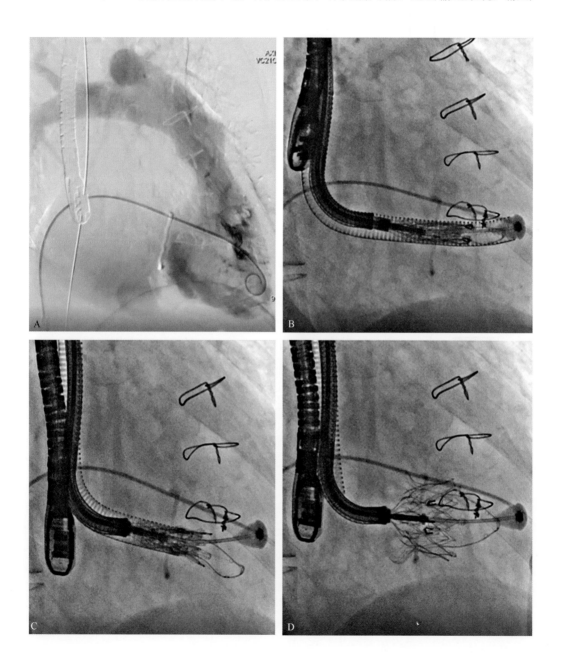

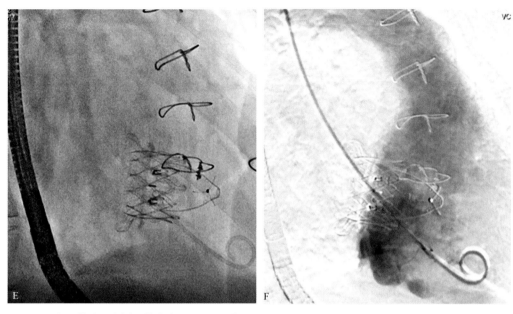

图 7.31　经颈静脉三尖瓣置换术中的 DSA 影像

A. 术前右心室造影可见三尖瓣大量反流；B. 调整 LuX-Valve Plus 输送系统与三尖瓣环的同轴性；C. 夹持三尖瓣前叶；D. 展开心房盘；E. 进行室间隔锚定，瓣膜释放；F. 术后造影未见三尖瓣反流

36F 外鞘，收紧预埋缝合线并打结。输送系统进入 - 撤出时间 80min，射线曝光时间 17min，辐射剂量 897mGy。术后即刻右心室造影和 TEE 显示无瓣周漏，无反流，平均跨瓣压差 1mmHg，峰值跨瓣压差 2mmHg，人工瓣膜位置正常，瓣叶开闭状态正常（图 7.32）。术后患者安全返回 ICU，次日转入普通病房，并进行各项指标复查，于术后 5 天顺利出院。

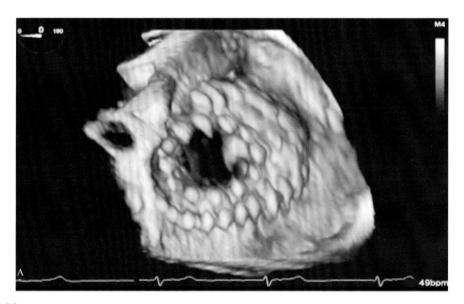

图 7.32

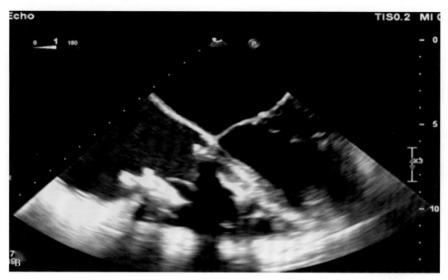

图 7.32　术后经食管超声检查影像

A. 经食管三维超声可见人工三尖瓣关闭良好；B. 收缩期右心室两腔心切面可见人工三尖瓣瓣周无反流，瓣叶状态良好

【术后 3D 打印评估】

　　术后应用 CTA 数据，对三尖瓣及毗邻解剖结构进行三维重建，可清楚观察 LuX-Valve Plus 瓣膜的形态、位置以及与外科三尖瓣成形环的关系，可见前瓣夹持件精准夹持，室间隔锚定稳固，心房面盘片及心室面瓣膜贴合紧密、形态理想，瓣架受力稳定，无瓣周漏（图 7.33）。

【病例小结及讨论】

　　经导管三尖瓣"环中瓣"置换术是减少三尖瓣成形环修复失败后三尖瓣反流的一种有效选择。与三尖瓣"瓣中瓣"置换术相比，"环中瓣"技术的病理解剖结构复杂，术后出现并发症的风险也更高，原因如下：①外科手术应用的三尖瓣成形环的几何尺寸更大，呈椭圆形，非平面状；②为了减少对传导系统的干扰，三尖瓣瓣环修复术多应用 C 形的刚性环，而在环的开口部分往往会进一步扩张；③在有严重反流和巨大右

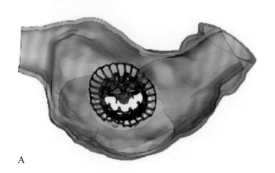

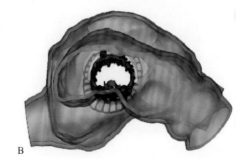

A

B

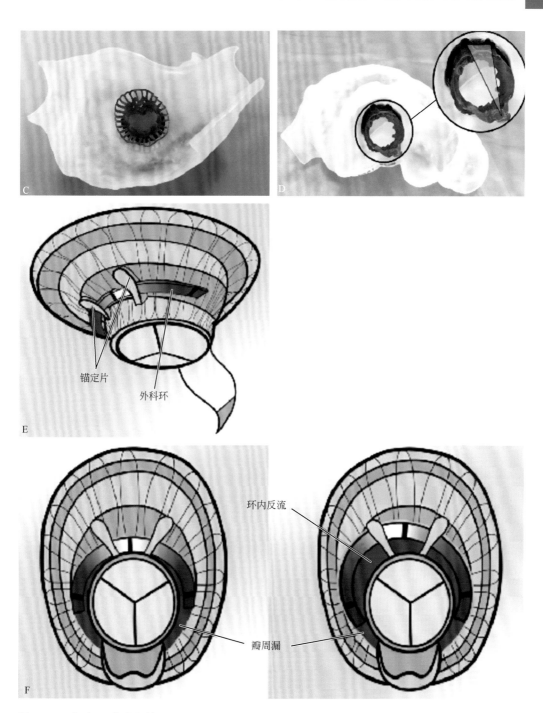

图 7.33　术后 3D 打印评估

A. 三维重建术后模型右心房面观；B. 三维重建术后模型右心室面观（黄色为外科三尖瓣成形环，红色为 LuX-Valve Plus 支架瓣膜）；C、D. 为相对应的 3D 打印模型；E. LuX-Valve Plus 瓣膜独特的锚定机制可以利用外科成形环形成稳定的受力结构；F. 心房盘片可覆盖在瓣周漏和环内反流的位置

心房的病例中，较难保持输送系统与三尖瓣瓣环的同轴度；④三尖瓣瓣环提供一个不对称的、可扩张的"着陆区"，其尺寸难以准确评估。上述不利因素将导致瓣周漏和瓣膜栓塞，甚至更严重的并发症，如"环中瓣"置换术后假体移位和右心室流出道梗阻。Jamil 等在三尖瓣"环中瓣"置换术的研究中（n=20），发现 75% 的患者（n=15）术后出现瓣周漏，其中 40% 的患者（n=6）因中重度瓣周漏需要进行封堵或因假体移位及栓塞需要进行第二次"环中瓣"置换术。

LuX-Valve Plus 系统具有不依赖径向支撑力锚定的特点，延续了第一代瓣膜的优越性能和锚定机制，很大程度上解决了上述"环中瓣"置换术带来的问题。通过 3D 重建和术后 3D 打印模型证实，LuX-Valve Plus 的三尖瓣前叶夹持件可确保刚性环将在支架和两个锚定片之间相互锁定。值得注意的是，两个夹持件和室间隔锚定件组成的三个受力点，形成了一个三角形的均匀分布的应力区，以确保支架的稳定性，从而避免了由于不完整的刚性环提供不满意的"着陆区"而导致的人工瓣膜出现移位或栓塞（图 7.33D、图 7.33E）。此外，由于假体和刚性环的孔区不一致而导致的瓣周漏甚至严重的环内反流将被完全覆盖在扩张的三尖瓣瓣环上的裙状设计的巨大心房盘片所阻挡（图 7.33F）。在以往的临床研究中，具有非径向力固定的 TTVR 装置已被证明是有效的，因此，在植入假体时不必选择过大的尺寸，这也有利于观察在右心室重塑过程中三尖瓣瓣环径的相应变化。此外，第二代器械创新的输送系统可以通过经颈静脉途径植入，规避了术后肺部并发症和右胸及心房创伤发生的可能性。

本例患者利用 3D 打印术前明确该患者三尖瓣成形环为 C 形，开口占成形环的近 1/2，无法选择球囊扩张式瓣膜进行手术。通过精确评估三尖瓣局部解剖结构及毗邻关系，选取合适尺寸的 LuX-Valve Plus 系统，根据患者 1∶1 的 3D 打印模型进行术前模拟，进一步指导 LuX-Valve Plus 手术方案及策略，评估支架与瓣环的贴合程度，瓣膜移位及瓣周反流等并发症的可能性。通过术前 3D 模型对三尖瓣解剖的分析、模拟释放等评估后，认为可尝试进行手术，存在瓣周漏的可能，制订出个性化的手术方案并顺利开展"环中瓣"手术。本病例的成功实施，表明应用 3D 打印技术辅助，利用 LuX-Valve Plus 瓣膜系统，对三尖瓣成形术后复发反流的患者行"环中瓣"置换术是安全可行的，3D 打印技术能够助力瓣膜选择、定位、并发症防治等全流程，将会使更多的三尖瓣成形术后复发反流加重的患者，通过介入微创的术式获益。

参考文献

[1] Sharma H, Nadir M A, Steeds R P, et al. Transcatheter valve-in-ring and para-ring vascular plug implantation for severe tricuspid regurgitation following annuloplasty ring failure: a case report. Eur Heart J Case Rep,2022,6(2): ytac041.

[2]　Navia J L, Nowicki E R, Blackstone E H, et al. Surgical management of secondary tricuspid valve regurgitation: annulus, commissure, or leaflet procedure? J Thorac Cardiovasc Surg,2010,139(6): 1473-1482.

[3]　Mohamed T I, Baqal O J, Binzaid A A, et al. Isolated reoperative tricuspid valve surgery: outcomes and risk assessment. J Saudi Heart Assoc,2022,33(4): 366-373.

[4]　Lu FL, An Z, Ma Y, et al. Transcatheter tricuspid valve replacement in patients with severe tricuspid regurgitation. Heart, 2021, 107(20): 1664-1670.

[5]　Sun Z, Li H, Zhang Z, et al. Twelve-month outcomes of the LuX-Valve for transcatheter treatment of severe tricuspid regurgitation. EuroIntervention, 2021,17(10): 818-826.

[6]　Yu P M, Wang Y Q, Luo Z R, et al. Postoperative pulmonary complications in patients with transcatheter tricuspid valve implantation-implications for physiotherapists. Front Cardiovasc Med, 2022, 9: 904961.

[7]　Zhang Y, Lu F, Li W, et al. A first-in-human study of transjugular transcatheter tricuspid valve replacement with the LuX-Valve Plus system. EuroIntervention,2023,18(13):e1088-e1089.

[8]　Luo H, Meyer-Szary J, Wang Z, et al. Three-dimensional printing in cardiology: Current applications and future challenges. Cardiol J, 2017, 24(4):436-444.

[9]　Valverde I. Three-dimensional printed cardiac models: applications in the field of medical education, cardiovascular surgery, and structural heart interventions. Rev Esp Cardiol (Engl Ed), 2017, 70(4):282-291.

[10]　Farooqi K M, Mahmood F. Innovations in preoperative planning: insights into another dimension using 3D printing for cardiac disease. J Cardiothorac Vasc Anesth,2018,32(4):1937-1945.